浙派中医丛书·原著系列第二辑

明·赵献可 撰

余 凯 校注

邯郸遗稿

全国百佳图书出版单位

中国中医药出版社

·北京·

图书在版编目（CIP）数据

邯郸遗稿 /（明）赵献可撰；余凯校注 . —北京：中国中医药出版社，
2022.10

（浙派中医丛书）

ISBN 978 - 7 - 5132 - 4549 - 4

Ⅰ . ①邯⋯　Ⅱ . ①赵⋯ ②余⋯　Ⅲ . ①中医妇产科学—中国—明代

Ⅳ . ① R271

中国版本图书馆 CIP 数据核字（2022）第 178692 号

中国中医药出版社出版

北京经济技术开发区科创十三街 31 号院二区 8 号楼

邮政编码　100176

传真　010-64405721

山东润声印务有限公司印刷

各地新华书店经销

开本 710×1000　1/16　印张 8.25　字数 88 千字

2022 年 10 月第 1 版　2022 年 10 月第 1 次印刷

书号　ISBN 978 - 7 - 5132 - 4549 - 4

定价　39.00 元

网址　www.cptcm.com

服 务 热 线　010-64405510

购 书 热 线　010-89535836

维 权 打 假　010-64405753

微信服务号　zgzyycbs

微商城网址　https://kdt.im/LIdUGr

官 方 微 博　http://e.weibo.com/cptcm

天猫旗舰店网址　https://zgzyycbs.tmall.com

如有印装质量问题请与本社出版部联系（010-64405510）

《浙派中医丛书》组织机构

指导委员会

总　序

　　浙江位居我国东南沿海，地灵人杰，人文荟萃，文化底蕴十分深厚，素有"文化之邦"的美誉。就拿中医中药来说，在其发展的历史长河中，历代名家辈出，著述琳琅满目，取得了极其辉煌的成就。

　　由于浙江省地域不同，中医传承脉络有异，从而形成了一批各具特色的医学流派，使中医学术呈现出百花齐放、百家争鸣的繁荣景象。其中丹溪学派、温补学派、钱塘医派、永嘉医派、绍派伤寒等最负盛名，影响遍及海内外。临床各科更是异彩纷呈，涌现出诸多颇具名望的专科流派，如宁波宋氏妇科和董氏儿科、湖州凌氏针灸、武康姚氏世医、桐乡陈木扇女科、萧山竹林寺女科、绍兴三六九伤科，等等，至今仍为当地百姓的健康保驾护航，厥功甚伟。

　　值得一提的是，古往今来，浙江省中医药界还出现了为数众多的知名品牌，如著名道地药材"浙八味"，名老药店"胡庆余堂"等，更是名驰遐迩，誉享全国。由是观之，这些宝贵的学术流派和中医药财富，很值得传承与弘扬。

　　有鉴于此，浙江省中医药学会为发扬光大浙江省中医药学术流派精华，凝练浙江中医药学术流派的区域特点和学术内涵，由对浙江中医药学术流派有深入研究的浙江中医药大学原校长范永升教授亲自领衔，凝心聚力，集思广益，最终打出了"浙派中医"这面能代表浙江省中医药特色、优势和成就的大旗。此举，得到了浙江省委省政府、浙江省卫生健康委员会和浙江省中医药管理局的热情鼓励和大力支持。

《中共浙江省委 浙江省人民政府 关于促进中医药传承创新发展的实施意见》提出要"打造'浙派中医'文化品牌，实施'浙派中医'传承创新工程，深入开展中医药文化推进行动计划。加强中医药传统文献研究，编撰'浙派中医'系列丛书"。浙江省中医药学会先后在省内各地多次举办有关"浙派中医"的巡讲和培训等学术活动，气氛热烈，形势喜人。

浙江省中医药研究院中医文献信息研究所为贯彻习近平总书记关于中医药工作的重要论述精神和《中共浙江省委 浙江省人民政府 关于促进中医药传承创新发展的实施意见》，结合该所的专业特长，组织省内有关单位和人员，主动申报并承担了浙江省中医药科技计划"《浙派中医》系列研究丛书编撰工程"，省中医药管理局将其列入中医药现代化专项。在课题实施过程中，项目组人员不辞辛劳，在广搜文献、深入调研的基础上，按《浙派中医丛书》编写计划，分原著系列、专题系列、品牌系列三大板块，殚心竭力地进行编撰出版，我感到非常欣慰。

我生在浙江，长在浙江，在浙江从事中医药事业已经五十余年，虽然年近九秩，但是继承发扬中医药的初心不改。我十分感谢为编写《浙派中医丛书》付出辛勤劳作的同志们。专著的陆续出版，必将为我省医学史的研究增添浓重一笔；必将会对我省乃至全国中医药学术流派的传承和创新起到促进作用。我更期望我省中医人努力奋斗，砥砺前行，将"浙派中医"的整理研究工作做得更好，把这张"金名片"擦得更亮，为建设浙江中医药强省做出更大的贡献。

葛琳仪

写于辛丑年孟春

注：葛琳仪，国医大师、浙江中医学院原院长

前　言

　　"浙派中医"是浙江省中医学术流派的概称,是浙江省中医药学术的一张熠熠生辉的"金名片"。近年来,在上级主管部门的支持下,浙江省中医界正在开展规模宏大的浙派中医的传承和弘扬工作,根据浙江省卫生健康委员会、浙江省文化和旅游厅、浙江省中医药管理局印发的《浙江省中医药文化推进行动计划》(2019—2025 年)的通知精神,特别是主要任务中打造"浙派中医"文化品牌——编撰中医药文化丛书,梳理浙江中医药发展源流与脉络,整理医学文献古籍,出版浙江中医药文化、"浙派中医"历代文献精华、名医学术精华、流派世家研究精华、"浙产名药"博览等丛书,全面展现浙江中医药学术与文化成就。根据这一任务,2019 年浙江省中医药研究院中医文献信息研究所策划了《浙派中医丛书》(原著、专题、品牌系列)编撰工程,总体计划出书 60 种,得到浙江省中医药现代化专项的支持,立项(项目编号 2020ZX002)启动。

　　《浙派中医丛书》原著系列指对"浙派中医"历代文献精华,特别是重要的代表性古籍,按照中华中医药学会 2012 年版《中医古籍整理规范》进行整理研究,包括作者和成书考证、版本调研、原文标点、注释、校勘、学术思想研究等,形成传世、通行点校本,陆续出版,尤其是对从未整理过的善本、孤本进行影印出版,以期进一步整理研究;专题系列指对"浙派中医"的学派、医派、中医专科流派等进行系统介绍,深入挖掘其临床经验和学术思想,切实地做好文献为临床服务；品牌系列指将名医杨继洲、朱丹溪，名店胡庆余堂，名药"浙八味"等在浙江地域甚至国内外享有较高知名度的人、物进行整理研究编纂成书，突出文化内涵和打造文化品牌。

《浙派中医丛书》从 2020 年启动以来，得到了浙江省人民政府、浙江省卫生健康委员会、浙江省中医药管理局的大力支持，得到了浙江省内和国内对浙派中医有长期研究的文献整理研究人员的积极参与，涉及单位逾十家，作者上百位，大家有一个共同的心愿，就是要把"浙派中医"这张"金名片"擦得更亮，进一步提高浙江中医药大省在海内外的知名度和影响力。

2020 年至今，我们经历了新冠肺炎疫情，版本调研多次受阻，线下会议多次受影响，专家意见反复碰撞，尽管任务艰巨，但我们始终满怀信心，在反复沟通中摸索，在不断摸索中积累，继原著系列第一辑刊印出版后，原著系列第二辑、专题系列、品牌系列也陆续交稿，使《浙派中医丛书》三个系列均有代表著作问世。

还需要说明的是，本丛书专题系列由于各学术流派内容和特色有所不同，品牌系列亦存在类似情况，本着实事求是的原则，各书的体例不强求统一，酌情而定。

科学有险阻，苦战能过关。只要我们艰苦奋斗，协作攻关，《浙派中医丛书》的编撰工程，一定能胜利完成，殷切期望读者多提宝贵意见和建议，使我们将这项功在当代，利在千秋的大事做得更强更好。

《浙派中医丛书》编委会

2022 年 4 月

校注说明

赵献可，字养葵，明末医学家，具体生卒年不详，约活动于明隆庆、万历年间，自号医巫（无）闾子，鄞县（今浙江省宁波市鄞州区）人。赵献可好学博览，除医学之外，儒、释、道均有涉猎，曾游历于山西、陕西等地。他在哲学思想上受《易经》影响较大，在医学上又遵从李东垣、薛己，属于温补学派。赵献可提出命门为人一身之主，而非心，命门的水火即人的阴阳。代表著作有《医贯》六卷，对后世影响较大。此外他还有妇科专著《邯郸遗稿》四卷，又名《胎产遗论》。另有《内经抄》《素问注》《经络考》《正脉论》《二朱一例》等书，皆佚。

《邯郸遗稿》系赵氏晚年所作，书名典于《史记》扁鹊"过邯郸，闻贵妇人，即为带下医"，具体成书年代不详。此书流传较少，《中国医籍考》载"赵氏献可《邯郸遗稿》，未见"。

目前此书可见版本有：藏于苏州市中医医院图书馆的清嘉庆元年（1796）灵兰阁刻本，这也是目前唯一可见的刻本。此外还有馆藏于中国中医科学院图书馆的清精抄本（非完本，只存卷三）；馆藏于上海中医药大学图书馆的清巢念修抄本、清节抄本；馆藏于安徽中医药大学图书馆的清抄本；馆藏于南京中医药大学图书馆的清嘉庆元年（1796）抄本以及浙江民间祝怀萱收藏的抄本等。

本次整理以苏州市中医医院馆藏清嘉庆元年（1796）灵兰阁刻本为底本，南京中医药大学清嘉庆元年（1796）抄本（简称宁抄本）为主校本，中国中医科学院清精抄本（简称精抄本）、上海中医药大学清巢念修抄本（简称沪抄本）、浙江祝怀萱珍藏抄本（简称浙抄本）等为参校本。具体校注原则如下：

1. 原书为繁体字竖排，现改为简体字横排，并加以现代标点。凡指书中文字方位的"右""左"均径改为"上""下"。

2. 底本与校本文字不一，若显系底本错讹而校本正确者，则据校本改正或增删底本原文，并出校记；如属校本有误而底本不误者，则不校注；若难以肯定何者为是，但以校本文义较胜而有一定参考价值，或两者文字均有可取之处，需要并存者，则出校记，说明互异之处，但不改动底本原文。

3. 对难读难认的字，注明读音，一般采取拼音和直音相结合的方法标明之，即拼音加同音汉字；有些字无浅显的同音汉字，则只标拼音。

4. 对费解的字和词、成语、典故等，予以训释，用浅显的文句解释其含义，力求简洁明了，避免烦琐考据。

5. 原书中异体字、俗写字、古字，予以径改，不出注。通假字，保留原字，并于首见处出注说明。

6. 药名用字前后不一者，一般以该药在本书中的正名或当今通行写法律齐，于首见处出注说明。

7. 底本文字引用他书论述，每有剪裁省略，对于不失原意者，不做改动；对引文与原意有悖者，则予以校勘并说明。引用《灵枢》《素问》等篇名时，加用书名号；书名与篇名同时引用时，用书名号，书名与篇名间用"·"隔开，其中泛言"经云""经谓"时，则不加书名号。

8. 卷前原有"赵养葵先生原本 吴趋吴升元一校刊"，此次整理，均予删除。

9. 正文前原有"一"字，此次整理，均予删除。

10. 本书文末所附索引中仅列方名与组成并具的方剂。未具组成的方剂不予列入。

此书整理出版得到嘉兴地区十大藏书家之一的徐树民老先生指导帮助，借此我们表示由衷的感谢。

校注者

2022 年 6 月

叙

　　史公《扁鹊传》中称其过邯郸，闻赵贵妇人，遂为带下医，此女科之所昉①乎？先生之《邯郸遗稿》，此物此志也。妇女之病难治于男子，禀性阴柔，气血最多凝滞，且见症又诡变百出，往往误投一剂即酿成沉痼②，而世所称女科善本，如《济阴纲目》诸书，议病裁方不无畸重畸轻之弊。《邯郸遗稿》他书引用颇多，其论胎产别开生面，实有发前人所未发者。惜无刻本行世，辛丑岁得抄本一帙，屡于临症时师其大意，辄获奇效。藏诸家塾，借抄者踵相接也，恐转辗沿写，或滋亥豕鲁鱼之误，亟付梓人，以公同好，庶先生一片苦心，其启牖靡涯欤！先生《医贯》一书，久经行世，以未化拘墟之见③，故洄溪④砭之，而此书则简赅详明，能令读者耳目一新，较诸《医贯》，奚翅⑤霄壤哉！想《医贯》著在学养未深之候，或依草附木者流捉刀⑥所为，亦未可定。乌容执一以薄古人耶。先生赵氏，名献可，养葵其字也。

---

① 昉（fǎng 仿）：日初明，引申为起始、起源。
② 痼：浙抄本作"疴"。
③ 拘墟之见：形容狭隘短浅的见识。
④ 洄溪：指清代名医徐大椿，字灵胎，号洄溪，曾撰《医贯砭》。
⑤ 奚翅：同"奚啻"，何止，岂但。
⑥ 捉刀：代人作文。

著述家每出一书，辄称翻刻必究，余甚惑焉，倘艺林中有同余好者，或嫌镌板未工，务期陆续刊发，则先生之立言，尚其不朽乎千古。

嘉庆元年岁次丙辰春王月吴趋生^① 吴升谨叙

---

① 吴趋生：原作"吴趋生生"，据精抄本、浙抄本改。

目　录

卷之一

调经总论

　　凡妇女经事，谓之月水，又谓之潮水。曰月者一月一至也，曰潮者取其信也。上蓄为乳汁，下行为月水。夫阴必从阳，故禀火色而红。血为气配，气寒则寒，气热则热，气降则降，气凝则凝，气滞则滞，气行则行。平和之气，三旬一见，应月盈焉，其行有常，故名曰月经。贵调其气以行其血，血盛气聚是谓之从，从则孕而无损，若将理失宜，变症百出，为病不浅。有枯闭不通者，有淋漓不止者，有不及期与过期者，有先通而后止者，有错经而妄行者，有紫黑块而行痛者，有全白色而似鱼脑者，有黄绿色而①似牛髓者，有肥人痰多、血海弥满而经闭者，有瘦人精气不聚、子宫无血者，有因久患潮热消血者，有因久发盗汗耗血者，有因脾弱不生血者，有因七情气结而经闭者，有泻痢失血者，有年久经不绝者，有一生经不至者，有来时发谵语如见鬼状者，有临行遍身痛而浮肿者，或赤白淋浊，或崩中带下，或七疝

---

① 而：沪抄本作"有"。

八瘕，或聚或散，乍有乍无，其余病症未能悉举。其将来而痛者血之滞也，块而下者气之凉也，来后作痛者气血俱虚也，色淡者亦虚也，错经妄行者气乱也，色紫者气热也，黑者热甚也，参前者气热而速也，迟后者气滞而涩也。一月两至者，血热，故多也；两月一至者，血冷，故少也。血得热则行也，得冷则凝也，热用冷药，冷用热药，不可一途而取，明矣。

经候

《素问》曰：女子七岁，肾气盛，齿更发长；二七而天癸至，任脉通，太冲脉盛，月事以时下，故有子。

《灵枢》曰：冲脉起于胞中，出于气街，前行于胸，伏行于背，上出颃颡[①]，渗灌诸阳，下入于足，注诸经，为十二经脉之海，其出入皆少阴经以行，故为血海。

凡室女从幼经水未至，面色如故，饮食如常，名为石[②]女，不在经闭成劳内论，不须服药。亦有年大自通而受孕者。

凡室女诸病，以调经为先，理气为要，每遇经至，切戒气恼，否则有癥瘕之患。

室女经闭成劳，不可投通血桃仁之类，当用生血四物之剂。若骨蒸、潮热、咳嗽，脉七八至，视其肌肉消瘦之甚，药之无益。

---

① 颃颡（hángsǎng 杭嗓）：咽喉。
② 石：沪抄本作"实"。

室女经水先通后闭有二：饮食如故，面色不黄，名曰歇，非病也，不须服药；如面黄身热，不食，此因积想沉思，气郁不遂，致血枯竭而月水先闭，多成劳损，名曰童劳，非药可治，此症阴阳不和，急于配合，夫妇成欢即愈，否则十死八九，宜服补中益气汤加知、柏、生地，如咳嗽，加五味、门冬之类。

补中益气汤

人参　黄芪　白术　陈皮　升麻　柴胡　当归　炙草　生姜大枣

室女经闭不通，五心烦热，宜四圣散。

四圣散

桃仁　当归　红花　牛膝

室女经水淋漓不断者，宜琥珀黑龙丹。

琥珀黑龙丹

五灵脂　当归　地黄　川芎　良姜

入砂锅内，用赤石脂、纸筋、盐泥封固，火煅红，去火候冷，取去黑色，研细入后药：

百草霜　乳香　生硫黄　琥珀　花蕊石

上五味研细入前药，和匀，用醋煮糊为丸。每服时用炭火煅红，投入姜汁内浸碎，以酒、童便调服。

寡妇、尼姑经闭，乃独阴无阳，志欲不遂，是以阴阳交争，乍寒乍热，全类温疟，久则成劳，肝脉弦出寸口，比男十倍难治。当开郁为先，后乃调经生血，然亦生死参半，盖由男子精盛则思室，女子血盛则欲动也。

娼妇经闭由劳郁所致，但娼妇本无经闭之理，间或有之，乃为元气未足即被男子所伤，宜服补血养气之药。

经水过期而来，有血虚、血寒、血滞、血热。血虚者，腹不痛，微微身热，宜生血调气，用八物汤加香附，或四物汤加黄芪、升麻、陈皮。

八物汤

人参　茯苓　当归　芍药　白术　甘草　地黄　川芎

四物汤

地黄　当归　芍药　川芎

血寒者，宜四物汤加木香、香附、陈皮、甘草、红花[①]，或用归附丸、艾煎丸。

四物汤_{见前}

归附丸

香附_{一斤}　醋_{一斤}　童便_{一斤}

煮四分之一，下艾叶一斤，煮干取出，捣烂入后药：

当归_{酒浸}　地黄_{酒浸}　川芎

醋、酒糊为丸。

艾煎丸

吴茱萸_{泡淡}　当归　熟地　白芍　石菖蒲　川芎　人参　艾叶　橘红

为末。

---

① 香附陈皮甘草红花：沪抄本作"陈皮红花甘草之类"。

如恶心呕吐，加丁香、半夏、生姜。

血滞者腰腹疼痛，胸膈饱满，宜四物汤加醋炒香附、延[①]胡索。

四物汤_{见前}

腹不痛者为血热，宜四物汤加黄连、香附[②]。

四物汤_{见前}

过期而来，并淡色者，此痰多血少也，宜补血豁痰，治以川芎、当归、生地合二陈，或加参、芪、阿胶。

二陈汤

橘红　半夏　茯苓　甘草

肥人过期是气虚挟痰也，以二四汤去熟地，加香附、参、芪，或二陈加芎、归、苍、附、南星。

二四汤

橘红　半夏　茯苓　甘草　熟地　当归　川芎　芍药

二陈汤_{见前}

瘦人过期是热多血少也，宜四物加归、地、甘、芪，少佐桃仁、红花。

四物汤_{见前}

经水过期不调，或[③]一二月不至，或三四月不行，用艾煎

---

① 延：原作"元"，按前后药名统一，后同。
② 黄连香附：沪抄本作"条芩黄连"。
③ 经水过期不调或：沪抄本作"更有"。

丸、醋附丸主之。

艾煎汤见前

醋附丸

香附醋浸透

醋糊丸淡盐汤下。加艾、当归，如前法，治症同，名艾附丸。

若经水过期[①]，骨蒸发热更兼白带者，宜四物加杜仲、续断、巴戟、丹皮、柴胡、香附、白术、地骨皮。

四物汤见前

经水先期而来者，有血热、有气伤血海，血热者腹多不痛，乃是火也，宜服凉血地黄汤，或四物汤加芩、连、柴胡、香附，或加黄柏、知母、陈皮为丸。

凉血地黄汤

生地　黄连　升麻　细辛　当归　黄芩　柴胡　藁本　红花
黄柏　防风　蔓荆子　川芎　知母　羌活　荆芥　甘草

煎服立愈。

四物汤见前

肥人亦兼痰治之。

虚热者，宜逍遥散、补中益气汤加知母、黄柏。

---

① 若经水过期：沪抄本作"其或"。

逍遥散

白术　当归　柴胡　甘草　茯苓　白芍　薄荷

加煨姜一片，水煎服。

补中益气汤见前

气伤血海者，宜大用芎归之剂，盖此证以肚腹痛为别：若泻、腹中冷痛，用五箇散；干嗽者，逍遥散治之。

五箇散

陈皮　甘草　枳壳　川芎　大腹皮　厚朴　桔梗　芍药　半夏　香附　紫苏　白芷　茯苓　藿香　麻黄　干姜　肉桂

逍遥散见前

经水如不及期而来者，有火也，宜以六味丸滋水，则火自平矣；如不及期而来多者，本方加海螵蛸、柴胡、白芍；如半月或十日而来，且绵延不止，此属气虚，用补中汤；如过期而来者，火衰也，本方加艾叶；如迟而色淡者，本方加桂。此其大略也。其间亦有不及期而无火者，有过期而有火者，多寡不同，不可拘于一定，当察脉之迟数，视禀之虚实、强弱，但以滋水为主，随症加减。凡紫与黑色者多属火旺之甚，亦有虚寒而紫黑者，不可不察脉审证，若淡白则无火明矣。

六味地黄丸

熟地黄　山药　茯苓　山萸肉　泽泻　丹皮

补中汤见前

经水来脐腹绞痛，时作时止，乃气郁血滞，宜四乌汤。

四乌汤

当归　香附　陈皮　甘草　川芎　乌药　芍药

经水欲行脐腹绞痛，乃血涩故也[1]，以四物汤加延胡索、槟榔、苦楝、木香治之。

四物汤 见前

经水临行误食冷物，血气阻遏，脐腹刺痛，宜服当归须散。

当归须散

当归须　桃仁　香附　赤芍　乌药　红花　苏木　官桂
甘草

酒、水煎服。

临经腹痛，以四物汤加延胡索、丹皮、陈皮。如痛甚者[2]，豆淋酒；痛缓者，童便淋酒。

四物汤 见前

豆淋酒法

以黑豆炒焦投入酒中。

经水行后，腹痛绵绵不止，虽曰虚寒宜补，然气亦能作痛，若一概补之，不益痛乎！须视受补与否？如不受补者，以四物加陈皮；如受补者，以八物加香附，血虚者倍参、芪，挟寒者加干姜，血行气滞者加艾。若经净后腰腹疼痛者，此血虚也，宜服八珍散，以白芍易赤芍[3]，白术易砂仁；如觉腹冷，加肉桂。

① 脐腹绞痛乃血涩故也：沪抄本作"腹先绞痛此为血涩"。
② 陈皮如痛甚者：沪抄本作"如痛甚者陈皮"。
③ 以白芍易赤芍：沪抄本作"用赤芍"。

八珍散_{与前八物汤同}

经水过期紫黑有二：有气血混并而成紫黑者，有块痛是也；有血热而成紫黑色者，腹不痛是也。统以四物加连、附治之。

四物汤_{见前}

经水过期而似鱼脑者，痰多血少也。有绿黄如泥土者，血寒气虚也。其黄绿者宜暖经和血，忌用凉剂；其淡^①白者，宜补血导痰，以二陈加芎、归、参、芪、胶、地。

二陈汤_{见前}

经水涩少不快，宜四物加红花、葵花，如经水行微少、或胀或疼，宜四物加延胡索、白芷，醋煎。

经水过多，以六合汤或胶艾汤治之。

六合汤

生地　白芍　归身　川芎　黄芩　白芷

胶艾汤

阿胶　熟地　川芎　艾叶　当归　白芍

如去血过多，神气倦怠者，宜增减四物汤。

增减四物汤

人参　当归　白芍　干姜　川芎　甘草

如去血过多，心神不安，言语不常，宜宁心膏、胶艾汤。

---

① 淡：沪抄本作"痰"。

宁心膏

辰砂　枣仁　琥珀　人参　茯神　乳香

上为末，每服一钱，浓煎枣子、灯心汤下。或作丸，薄荷汤下。

胶艾汤方见前

因气不和，致血不能流转而经不调、脐腹疼痛者，是血凝气结，其脉沉紧，宜温经汤。

温经汤

人参　当归　白芍　延胡索　桂心　川芎　牛膝　蓬术　丹皮　甘草

气滞血凝者，腰腹刺痛，宜桂枝桃仁汤、通经六合汤。

桂枝桃仁汤

桂枝　桃仁　生地　芍药　人参　甘草

加枣子煎。

通经六合汤

生地黄　当归　赤芍药　川芎　蓬术　官桂

经水凝滞，心腹疼痛者，宜琥珀散、佛手散治之。

琥珀散

熟地　赤芍　桂心　三棱　当归　丹皮　延胡索　蓬术　乌药　蒲黄　刘寄奴

为末，酒调服。

佛手散

川芎　当归

酒水各半煎服。

经闭腹满疼痛，发热恶寒者，宜凌霄花散、牡丹皮散。

凌霄花散

凌霄花　当归　官桂　红花　刘寄奴　赤芍　延胡索　丹皮
白芷

酒半盏，再入红花煎。

牡丹皮散

当归　红花　桂心　蓬术　赤芍　丹皮　苏木　延胡索　鬼
箭　干漆　没药另研　陈皮　乌药　甘草

室女经闭成劳，脐腹痕痛，宜牛膝散或通经丸。

牛膝散

当归　丹皮　桂心　桃仁　川芎　赤芍　延胡索　牛膝
木香

水酒煎。

通经丸

桂心　大黄煨　干漆研碎炒，令烟尽为度　青皮　川乌泡去皮　川
椒　蓬术　干姜　桃仁　红花　当归

上为末，蜜丸，每服三十丸，淡醋汤下。

经水涩少，渐渐不通，潮热瘦弱者，宜四物汤倍加泽兰
治之。

瘀血凝积，经候不调，时时作痛，腰膝重疼，小腹坚硬者，宜红花当归散。

红花当归散

红花　牛膝　寄奴　肉桂　当归　紫葳①　苏木　芍药　白芷　甘草

酒煎服。

妇人胃气不调，亦能使经经岁不通，体壮实，但饮食减少者是也，宜服逍遥散以消食理脾，使饮食进而元气足，后以和其血气，则经水自行矣。

经沉滞不调，脐腹刺痛，或前或后，或多或少，或一月不至，或一月两至，宜服佛手散，或三神丸。

佛手散方_{见前}

三神丸

当归　橘红　延②胡索_{酒炒}

为末，酒糊丸，空心艾醋汤下。

妇人月水不调，或前或后，或淋漓不断，断后复来，状若泻水，腹中坚痛，或闭塞不来，宜服桃仁散。

桃仁散

人参　川芎　赤芍　丹皮　牛膝　桂心　当归　生地　泽兰蒲黄　桃仁　半夏　生姜　甘草

经水不调，或来多不节，或过月不行，或崩血不止，宜大温

---

① 紫葳：即"凌霄花"，有活血通经、凉血祛风的功效。

② 延：原作"玄"，据前后药名统一。

经汤。

大温经汤

人参　肉桂　川芎　白芍　天冬　阿胶　吴茱萸　当归　丹皮　甘草　半夏　生姜

经水适来适断，日晡往来寒热如疟状，或痰嗽，宜先服小柴胡汤，后服四物汤。若泄泻，去黄芩，加白术、茯苓；如自汗，减柴胡，加黄芪；如寒热皮肤冷，加桂枝；如腹冷，加桂心，如咳嗽，加五味。

小柴胡汤

人参　黄芩　半夏　甘草　柴胡　生姜　大枣
阴虚潮热，渐成骨蒸，宜逍遥散，或牡丹皮散。

逍遥散　牡丹皮散二方并见前

月水或前或后，崩漏，赤白带下，每遇经行，小腹急痛，头眩，饮食少进，气闷者，宜加减吴茱萸汤。

加减吴茱萸汤

吴茱萸　干姜　当归　防风　茯苓　官桂　细辛　丹皮　桔梗　木香　门冬　半夏　甘草

加姜、枣煎服。

经水不调，脐腹冷痛，恶心胀满，至晚则剧者，宜四乌汤、姜黄散，或艾煎丸。

四乌汤　艾煎丸 _{并见前}

姜黄散

姜黄　川芎　桂心　蓬术　丹皮　红花　当归　赤芍　延胡索

水煎，入酒少许。

形体黑瘦，经水不调者，子宫无血故也，养其阴则自然经至矣。

肥①人经水不调，乃湿痰也，去其痰，则经自调矣，宜二四汤，或导痰汤入芎、归、连、地，必用姜汁炒，恐泥膈也。

二四汤方_{见前}

导痰汤

半夏　茯苓　枳壳　南星　甘草　陈皮

加姜水煎服。

经水不调，脐腹冷痛，宜牛膝散；若经水②不利，时觉冷痛，寒热往来者，宜异攻③散。

牛膝散方_{见前}

异攻散

丹皮　官桂　川芎　乌药　白芷　芍药　干姜　当归　延胡索　桔梗　生姜

---

① 肥：沪抄本作"妇"。
② 水：宁抄本无此字。
③ 攻：通"功"。《墨子·非攻下》："易攻伐以治我国，攻必倍。"

水酒煎服。

妇人血枯经闭，有因胃气虚，水谷难化，津液不生，而血虚不来者；有因少时吐衄，崩漏大脱血，气亦不足者；有因潮热骨蒸，不生津液，而经水闭绝者；有因房劳多产，枯竭于内，而经不通者。以上四者，总名血枯。

若脾虚胃消善食，黄瘦而不生血，月水全闭者，宜补中益气汤加川芎、生地、天花粉。

气血俱虚，潮热骨蒸，宜十全大补汤。

十全大补汤

人参　于术　茯苓　甘草　黄芪　熟地　当归　白芍　川芎
肉桂　生姜　大枣

另加酒黄柏、牛膝。

心肾俱虚，咳嗽一二声无痰，夜热盗汗，肌体瘦弱，饮食减少，卧则恍惚，异梦不常，微咳，痰中有红丝者，名曰脉痿，宜劫劳散。

劫劳散

人参　黄芪　白茯苓　半夏　甘草　熟地　当归　白芍药
阿胶　五味子

每服二钱，水盏半，加姜三片，枣子三枚，煎八分，日进三服。

经水断后，身热谵语，日晡尤甚，宜小柴胡汤。

经水先断，后小便不通，四肢浮肿，名曰血分，此症难治，宜小调经汤。

小调经汤

当归　白术　肉桂　赤芍　没药　细辛　麝香

上为末，每服二钱，姜汁调或酒下。

若先小便闭，后致经水不通，四肢浮肿，名曰水分，此病易愈，宜葶苈丸。

葶苈丸

葶苈子　续随子　干姜

上为末，枣肉为丸，桐子大，煎竹叶汤[1]送下七丸。如大便去，减续、葶，加于术五钱为丸。

或问：论调经以滋水为主，不须补血，何也？曰：经曰女子七岁，肾气盛，齿更发长；二七而天癸至，任脉通，太冲脉盛，月事以时下，故有子。天者天一之真，癸者壬癸之水，月者水之精，以一月而盈，盈则昃。女人经水一月以时而下，能有子；不以时下，或过期，或不及，皆为病，病则不能有子。所以必须调经，调经必须滋水为主。又问曰：同一红色，非血而何？曰：女人系胞之所而养经之处，养之一月而行，行则虚矣；以时交感，以虚而受，人若有孕，此水即[2]化为乳而不月。乳之色白也，何谓血乎？至四十九而天癸绝，其所绝者天癸水也，其流行之血不见其亏[3]，故不须四物汤补血，补血兼不得滋水，滋水必兼补血，故必以六味丸滋水。何也？盖血乃后天饮食入胃，游溢精气而成，以为流行之用。若经水乃冲任所主，人身中有奇经八脉，俱

---

① 煎竹叶汤：沪抄本作"竹叶煎"。
② 即：沪抄本此字后有"以养胎不月矣一生子此水即"。
③ 其亏：沪抄本作"虚"。

属肾经无形之脉。其冲任者，奇经之二，其脉起胞中，为经脉之海，与手太阳、手少阴为表里，上为乳汁，下为月水，女人独禀此水以为生生之源，与男子二八之精同气，从天一之源而来，精则一月而满，满则溢，似血而实非血也。

冲任起于胞中，男于藏精，女子系胞，其间又恃一点命门之火为之主宰。火旺则红，火衰则淡，火太旺则紫，火太衰则白。所以，滋水更当养火，甚有干涸不通者，虽曰火盛之极，亦不宜以苦寒之药降火，只宜大补其水从天一之原。以养之使满，满则溢，万无有毒药可通之理！此调经之法类如此。

血崩[①]

凡血崩之疾当分阴阳而治，气血人身之阴阳也。阳主升，阴主降，阳根阴，阴根阳，一升一降，循经而行，无崩漏也。若阳有余则升者胜，血出上窍；阳不足则降者胜，血出下窍。总之血随阳气而升降，阳气者风也，风能上升，然必须东方之温风始能升，故用助风益气汤。凡气虚不能摄血而崩者，其人必面白、尺脉虚大、食饮无味，久病者有之。

助风益气汤[②]

肉桂　人参　黄芪　白术　甘草　羌活　独活　柴胡　防风藁本　细辛　川芎　熟地　白芍　桃仁　红花

崩漏有血虚，有惊忧，有怒气，有热搏，有劳伤。经血忽下者，名曰崩漏[③]。其为病，须审腹痛、腹不痛。如腹痛，当分虚实之异，缓急之殊。若瘀血者，体必作寒；空痛者，少腹喜按也。

---

① 血崩：沪抄本作"崩漏"。
② 助风益气汤：此方与组成原脱，据沪抄本补。
③ 漏：沪抄本作"中"。

瘀血则当去，空痛则当补。缓则治其本，急则治其标。经曰：崩中日久为白带，漏若多时骨髓枯。脉小虚滑可治，急疾紧数难痊。凡治崩漏，宜大补气血与养脾胃，微加镇逐心火之药以治之，补阴泻阳，其患自愈矣。

经水妄行及血崩不止，宜黄柏散，或凉血地黄丸。

黄柏散[①]

地黄　柏叶　黄芩　蒲黄　当归　艾叶　伏龙肝　姜

凉血地黄汤方见前

因热崩下者，宜胶艾四物汤加黄芩，或黄连解毒汤加艾叶。

胶艾四物汤方见前

黄连解毒汤

黄连　山栀　黄芩　黄柏

崩漏纯血，乃脾弱气逆也。如身热，宜当归芍药汤。

当归芍药汤

当归　芍药　陈皮　甘草　黄芪　白术　柴胡　苍术

若[②]崩而脉紧无力，脐下如冰，白滑间有如屋漏水者，宜胶艾汤加青皮、炮姜炭、蒲黄、黄芪，或丁香胶艾汤。

---

① 黄柏散：沪抄本此方组成作"黄柏黄芩侧柏叶艾叶蒲黄生地当归伏龙肝干姜"。

② 若：沪抄本作"凡血"。

胶艾汤 即胶艾四物汤，方见前

丁香胶艾汤

丁香　阿胶　艾叶　四物汤

若气血俱虚，以四物汤加人参、黄芪，或平补散，或大温经汤，治之即愈。

平补散

阿胶　椿树花　熟地　川芎　艾叶　蒲黄　芍药　当归
地榆

大温经汤 方见前

若因气虚而下，宜四物加参、芪、白术、升麻、蒲黄、香附。

若崩中过极，心神恍惚，宜茯苓补心汤。

茯苓补心汤

人参　熟地　当归　白芍　茯苓　紫苏　川芎
用米饮汤煎服。

若崩漏连日不止，宜荆芥散、如圣散、黄柏散、立效散，或四物汤加黄芩、荆芥，或胶艾四物汤加黄芩、槐花。若小腹刺痛，宜艾煎丸主之。

荆芥散

荆芥

用麻油少许以灯草燃灯，烧荆芥焦色为末，童便调服。

如圣散

棕榈　干姜　乌梅

并烧炭存性，用乌梅酒调下。

立效散

当归　莲蓬壳　红花　茅花　白棉花

用白绵纸包好，以火煅之存性为末，白汤送下。

艾煎丸方见前

若崩漏昼夜不止，或经年不愈，诸药不效，急则治其标，宜白芷、香附、百草霜；缓则治其本，宜四物汤加芩、连、参、芪、姜、附，又四物汤加荆芥、条芩止血尤效，或香附、莲房灰、米饮汤送下，或以十灰丸，或以五灵脂烧存性为末，乌梅汤下。

十灰丸

黄绢　艾叶　莲房　棕榈　马尾　蒲黄　油发　绵　藕节赤松皮

上十味各烧存性为末，醋糊为丸，米饮汤下。

肾虚不能镇守相火，如暴崩、下血不止，腹不痛者，宜服凉血地黄汤，或八物汤内加芩、连。

因内伤所致，腹不痛者，宜凉血地黄汤；如腹痛者，宜大剂四物汤治之，后用补宫汤。

补宫汤

当归　熟地　阿胶　艾叶　川芎　白芍　地榆　白术　甘草

老年血崩腹不痛者，宜八物汤加芩、连、柏叶，此乃急则救标之意，必当先理脾胃为主。

若少年血崩腹痛，实者多，虚者少，虽崩，当服四乌汤。

四乌汤

香附　当归　白芍　甘草　乌药　川芎　陈皮

若年高血崩腹痛，有余者少，不足者多，虽痛宜服十全大补汤。

带下

白带，如带不断者是也。其所以然之故，带者奇经八脉之一也，腰脐间回身一周，如束带然。八脉俱属肾，人身带脉统摄一身无形之水。下焦肾气损虚，带脉漏下，白为气虚，赤为有火，治法俱补肾为主。白者多，赤者少。有脾虚者，六君子汤加升麻；有气虚者，补中汤；肝虚者，逍遥散兼六味地黄丸。

六君子汤

人参　白术　茯苓　甘草　半夏　橘红

补中汤

人参　黄芪　白术　甘草　升麻　柴胡　当归　陈皮　生姜大枣

逍遥散

白术　茯苓　当归　白芍　柴胡　薄荷　甘草

加煨姜一片水煎服。

六味地黄丸

地黄　山萸肉　丹皮　泽泻　山药　茯苓

带下有气虚、痰郁、血虚，种种不一，伤于脏腑，流经而发。伤肝经者，色青如泥；伤心经者，色赤如红精；伤脾经者，色黄如烂瓜；伤肺经者，色白如涕；伤肾经者，色黑如衃血。然虽分五色之伤，大约赤白色居多。白者热入大肠，赤者热入小肠。白者属气，赤者属血。气虚者用参、术，血虚者用芎、归也。然此症腰痛者多，不痛者少。大凡白带甚则腰痛，轻则不痛也。今人受气甚时，则就腰[1]痛、头晕、眼眩，然则白带系气虚可见矣，宜服养荣汤。

养荣汤

熟地　当归　川芎　芍药　姜黄　乌梅　白芷　生姜　五加皮　海桐皮

肥人白带，多是湿痰，宜用星、夏、海石、芎、柏、苍、附之类。

瘦人白带，多是湿[2]热，宜用滑石、芎、柏、海石、蛤粉、青黛之类。

治赤白带与痢同法，宜胃风汤、五苓散、四物汤。

---

①　腰：沪抄本作"胸"。

②　湿：沪抄本无此字。

胃风汤

白术　牡蛎　当归　白芍　肉桂　茯苓　粟米　川芎

五苓散

桂枝　白术　白茯苓　泽泻　猪苓

痰流下注，渗入膀胱，上宜用吐以提其气，下用二陈二术丸、瓦楞子以燥其湿。

二陈二术丸 即二陈汤加苍术、白术

白带、心腹痛，面黄虚弱者，宜当归煎丸。如腰痛，宜萆薢分清饮。

萆薢分清饮

川萆薢　石菖蒲　乌药　益智仁　茯苓　甘草梢　盐

当归煎丸

当归　赤芍　牡蛎　陈皮　熟地　白芍　地榆　川断
上为末，醋糊丸。酒、米汤下。

白带漏久，尺脉微弱滑，水枯者，宜用补经固真汤。

补经固真汤

白葵花　郁李仁　甘草　陈皮　干姜　柴胡　人参
煎好入川芎煎服。
治白带用白芷、黄柏，须炒成炭；苍术，盐水炒焦。
东垣先生用葵花法：白者治白带，红者治赤带；芍药须炒黑，用之良验。

七制香附丸_{治妇人赤白带下}

香附、三棱、蓬术，童便同浸；又以香附、红花、乌梅、盐水同浸；又以香附、川芎、生水同浸；又以香附、当归、酒同浸；又以香附、延胡索、生水同浸；又以香附、熟地、酒同浸；又以香附、丹皮、艾叶、醋同浸。用净香附为末，酒、醋糊为丸，淡醋汤送下。

淋浊

妇人年七七，数尽而经不断，此乃气血有余也，不可止之。若既绝而复来者，或伤损，或瘀血，皆以两胁、小腹急痛为辨，宜四乌汤，用赤芍；其势不可止，宜八物汤加芩、连，然不可遽投，恐伤脾胃。

四乌汤

香附　当归　川芎　芍药　乌药　陈皮　甘草

八物汤_{即四君子汤合四物汤}

老年淋漓不断，因幼时气多，积久而成。经水每月二三至者，多成崩淋，宜大剂八物汤主之。

淋漓白滑，间有如屋漏水状，下而不止，止而复来，脐下如冰者，宜香胶艾叶汤。

香胶艾叶汤

丁香　阿胶　艾叶　川芎　熟地　当归　白芍

若劳伤血气虚弱，淋漓日久者，宜胶艾汤加炒蒲黄、黄芩。如有汗，加黄芪；如虚者，加人参。

胶艾汤方 即前方去丁香

血淋不断，三五日一至，积久不愈，或因经来入房致伤，或因受气郁结所致。须视小腹痛与不痛、脾胃实与不实。若房劳所伤，宜先活血，后理其经。如小腹痛者，以归附丸治之；如小腹不痛者，以内补汤治之。如气伤，胸①满迷闷，腹痛，与脾胃不实者，恐上有瘀血，未可止也。宜四乌汤、归附丸、大箇散、四物汤加陈、甘、桂、附，后以补宫汤、安胎饮治之。

归附丸

香附一斤　醋一斤　童便一斤

煮四分之一，下艾叶一斤，煮干取出捣烂入后药。

当归酒浸　川芎　地黄酒浸

醋酒糊为丸。

内补汤

地黄　当归　川芎　白芍　橘红　茯苓　白术　甘草

---

① 胸：沪抄本作"膈之"。

四乌汤 方见前

四物汤 方见前

大箇散

半夏 陈皮 甘草 桔梗 厚朴 苏梗 香附 藿香 白芷
茯苓 菟丝

补宫汤

当归 川芎 白芍 甘草 熟地 艾叶 阿胶 地榆 白术

安胎饮

白术 黄芩 地榆 甘草 熟地 当归 白芍 川芎 阿胶
艾叶 半夏

腹不痛，胃实而淋日久者，宜八物汤加芩、连，若食少者，略加陈、楂少许，或内补汤、补宫汤治之。二方俱见前。

若泻，腹不痛者，宜胃苓汤治之；若泻，腹冷痛者，宜五积散治之。若嗽而不泻者，宜二四汤治之；嗽而兼泻者，宜胃苓汤治之。

大凡治血淋症，必以胃气为本，故先理胃健脾为要。如嗽急淋缓，先理其肺，淋急嗽缓，先止其淋，勿可忽也。

胃苓汤 又名五苓平胃散

官桂 白术 茯苓 猪苓 泽泻 苍术 厚朴 陈皮 甘草
生姜 大枣

五积散

官桂　干姜　白芷　茯苓　麻黄　藿香　甘草　桔梗　半夏　生姜　厚朴　陈皮　川芎　枳壳　当归　白芍

二四汤

半夏　茯苓　陈皮　甘草　熟地　当归　白芍　川芎

淋虽有赤白之分，不过虚寒郁结为多。如淋漓不断，养胃汤加香附；如红色者，用八物汤；白色者，用艾煎、归附二丸；如淋而带沙者，尤当分气血轻重，不可渗也。若白淋变为黄水，则将变血淋矣，宜艾煎丸、归附丸加白芍。

养胃汤

生地　当归　白芍　川芎　丹皮　青皮　姜黄　白芷　生姜　海桐皮　五加皮

艾煎丸

人参　熟地　当归　白芍　吴茱萸　艾叶　橘红　川芎　石菖蒲

归附丸方见前

白浊者，膀胱经热也，失治当生痈疽，宜服清心莲子饮。

清心莲子饮

人参　黄芪　茯苓　甘草　黄芩　麦冬　车前子　地骨皮　石莲子

水煎候冷，空心服。

若白淫者，或一时放白水，寡妇尼姑多有是疾，此乃郁火也，宜降火为主。或有劳伤肾虚，或因心虚而得，或因思虑过度。若过虑伤脾，宜四七汤、锁精丸，重则加益智、盐煎。

四七汤

厚朴　茯苓　苏叶　生姜　大枣

锁精丸

青盐　茯苓　五味　破故纸

上四味，等分为末，蜜丸，淡盐汤下。

妊娠

《素问》：女子七岁，肾气盛，齿更发长；二七而天癸至，任脉通，太冲脉盛，月事以时下，故有子。

七七，任脉虚，太冲脉衰少[①]，天癸竭，地道不通，故形坏而无子也。

丈夫八岁，肾气实，发长齿更；二八，肾气盛，天癸至，精气溢泻，阴阳和，故能有子。

八八，则齿发去……五脏皆衰，筋骨懈堕，天癸尽矣，故发鬓白，身体重，行步不正，而无子耳。

人身气血，各有虚实寒热之异，惟察脉可知。舍脉而独言药者，妄也。脉不宜太过而数，数则为热；不宜不及而迟，迟则为寒；不宜太有力而实，实者正气虚，火邪乘之而实也，治法当散郁以伐其邪，邪去而后正可补；不宜太无力而虚，虚者气血虚也，治法当补其气血。又有女子，气多血少，寒热不调，月水违

---

① 衰少：原作"少衰"，据《黄帝内经》改。

期，皆当诊脉，而以活法治之。务使夫妇之脉，和平有力，交合有期，不妄用药，乃能生子也。

或问曰：黄芩、白术，安胎之圣药，此二味恐胎前必不可缺乎？曰：未必然也。胎茎之系于脾，犹钟之系于梁也。若栋柱不固，栋梁必摇[①]。所以安胎先固两肾，使肾中和暖，始脾有生气，何必定以白术、黄芩为安胎耶！凡腹中有热，胎不安，固用凉药；腹中有寒，胎亦不安，必用温药，此常法也。殊不知两肾中具水火之原、冲任之根，胎元之所系，甚要，非白术、黄芩之所能安也。如肾中无水，胎不安，用六味地黄丸壮水；肾中无火，用八味地黄丸[②]益火。故调经当用杜仲、续断、阿胶、艾叶、当归、五味，出入于六味、八味汤中为捷径。总之，一以贯之也。此诸书之所不及，余特表而出之。

八味汤[③]

地黄　山萸肉　山药　丹皮　茯苓　泽泻　附子　肉桂

六味地黄丸即八味去附子、肉桂

妇人怀胎二三个月，两寸脉浮大，两关脉滑，两尺脉微带数者是也。左乳先有核者男，右乳先有核者女。左尺滑大而疾者男，右尺滑大而疾者女，若两尺俱洪者双胎。六脉洪大而身不热者，胎也。又两尺脉或大或小，或沉或动或止，今明不同，早暮殊别，此鬼胎也；又脉来如风雨乱点，忽然而去，久而复还者，亦鬼胎也。必连视三四日方见。

---

①　摇：原作"挠"，据沪抄本改。
②　丸：原缺，据精抄本补。
③　汤：宁抄本作"丸"。

妇人经脉不行，欲验胎否，服探胎丸，腹内微动者，是胎也。

探胎丸

川芎䓖

为末，浓煎艾汤调下①。

孕妇脉沉细而腹痛，胎伏不动，此为邪气蓄积，水停故也。以小腹冷暖为别，宜顺气活血药治之。

妇人经水二三月不行，身如病状，六脉洪大，此孕脉也。精神如故，好食咸酸，恶闻食气，或但嗜一物，或呕吐痰水，或饱闷寒热，名曰恶阻。俗谓病儿，恶心嫌食是也。切不可以寒热病治之，须顺气豁痰，服保生汤，倍加丁香、生姜治之。

保生汤

人参　白术　茯苓　甘草　陈皮　厚朴　生姜　丁香

恶阻多在三个月之时，相火化胎之候。壮火食气，上冲胃口，食入即呕吐。少阴肾水既养胎，少阳之火益炽。先用逍遥散止呕，再用清肝滋肾汤加杜仲、续断，甚者加川连、吴茱萸。

清肝滋肾汤

地黄　山萸肉　山药　柴胡　丹皮　泽泻　茯苓　白芍②

恶阻呕吐，以紫苏饮加茯苓、半夏、枳实、草果。盖此是气上停痰与食所致。若心闷头眩，呕吐，恶寒，汗出，宜四七汤，或半夏茯苓汤；若吐逆不食，心虚烦闷，宜参橘散；如胃寒呕

---

① 下：沪抄本此字后有"三钱为止"4字。

② 地黄山萸肉山药柴胡丹皮泽泻茯苓白芍：精抄本作"即六味丸加柴胡白芍"。

逆，心腹胀满，加丁香、藿香。

紫苏饮

紫苏　橘红　甘草　当归　川芎　芍药　人参　大腹皮

四七汤

苏叶　厚朴　茯苓　生姜　大枣

半夏茯苓汤

半夏　茯苓　紫苏　藿香　川芎　橘红　甘草

参橘散

人参　橘红　白术　炙草　麦冬　赤苓　竹茹　厚朴　生姜

若痰逆呕吐酸水，恶闻食气，头眩，眼花，多卧，宜用旋覆半夏汤；若伤食呕吐者，宜用枳缩二陈汤[①]。

旋覆半夏汤

旋覆花　半夏　茯苓　甘草　人参　当归　川芎　细辛
干姜

枳缩二陈汤

枳壳　砂仁　半夏　茯苓　陈皮　甘草[②]

凡呕吐择食，因中脘停痰气滞，宜二陈汤加白术、藿香、砂仁；若脉弱呕吐，服药不效，当理血归源，古云带阴则呕也，以二四汤去地黄，加丁香、枳壳、桔梗；若饱闷，恶食，呕逆及胎不安，腰腹疼痛，宜安胎饮。

---

① 枳缩二陈汤：沪抄本作"枳砂二陈汤"，下同。

② 枳壳砂仁半夏茯苓陈皮甘草：沪抄本作"即二陈汤加枳壳缩砂仁"。

二陈汤

半夏　陈皮　茯苓　甘草

二四汤

即二陈汤合四物汤。

安胎饮

白术　黄芩　当归　川芎　地榆　阿胶　白芍　艾叶　熟地
半夏　甘草

若伤寒烦热，头疼，胎气不安，吐逆不食，宜白术散。

白术散

人参　白术　橘红　甘草　麦冬　赤苓　竹茹　半夏　川芎
前胡

若胃虚气逆，呕吐清水，数日不食，宜参术散加砂仁、竹茹；恶心，加干姜；如胸膈不宽，加枳实。

参术散

人参　白术　甘草　苏梗　藿香　橘红　丁香　乌梅　生姜

若呕吐头眩，左脉弦甚，此怒气所激，忌参、术等剂，须气顺为上，以顺气安胎为主。

若胃虚呕吐不食，以砂仁槌碎，用姜汁浸少顷，炒紫色，滚汤，再入姜汁少许点服，或紫苏汤亦可。

妊娠漏胎诀曰：

血下如同月水来，漏极胎干主杀胎。

亦损妊母须忧虑，争遣神丹救得回。

盖胎漏者①，或误食动胎之物所致，或误食热毒之物侵损胞胎所致，或因房劳伤损惊触，或服热药太过干损。轻则漏轻，重则漏重。若不急治，血尽则死。然安之之法有二：若因母病而动胎者，单治其母，其胎自安；若因胎不安以致母病者，单安其胎，则母病自愈。

怀妊之后，经水虽不多，虚热而下者，以紫苏散②加条芩、白术、阿胶、砂仁。

紫苏散

紫苏 桑皮 桔梗 甘草 茯苓 陈皮 五味 大腹皮 生姜 盐 草果

妊娠卒然腰痛，而血下不止者，宜安胎饮主之。

安胎饮方见前

胎漏淋漓不已，宜胶艾四物汤加黄芩、续断；如下血不止者，加乌梅、石菖蒲、地榆、小蓟、赤石脂。

妊娠误食毒物、毒药，伤动胎气，下血不止者，随其所伤之物治之。

妊娠偶③因跌仆，胎动不安，冲心，腰腹痛，下血，随④死，宜佛手散治之。

佛手散

当归 川芎

---

① 诀曰血下……盖胎漏者：精抄本无此34字。
② 紫苏散：原作"紫苏饮"，据沪抄本改，下同。
③ 偶：精抄本作"忽"。
④ 随：精抄本作"垂"。

水酒各半煎服。

孕妇遗尿，用白薇、白芍为末，一日服三服愈。

胎从心腹凑上者，名曰子悬。此命门火衰，胎在腹中寒冷，不得已上就心火之温暖，须理中汤，不应，八味丸作汤。

理中汤

人参　白术　炮姜　炙草

胎气不和上凑，心腹胀满疼痛，谓之子悬，宜紫苏饮。此药有安生坠死之功，兼治临产累日不下。

紫苏饮方_{见前}

妊娠胎动不安，下血腹痛，或下血不痛，以安胎和气饮或芎劳补中汤。

安胎和气饮

白术　橘红　良姜　陈米　诃子　甘草　木香

芎劳补中汤

人参　白术　黄芪　当归　阿胶　干姜　甘草　白芍　川芎
木香　五味　杜仲

胎气不和，腰腹疼痛，以安胎饮加紫苏、黄芩、砂仁、陈皮；如胎不时动而腰腹痛者，单服安胎饮；如胎动不安，以佛手散加胶、艾、葱白治之。

安胎饮方_{见前}

佛手散方_{见前}

孕妇内伤，当辨其胎之死生。若腹逬痛，发寒，舌青者，子死也，以香桂散下之。如症未明，以佛手散探之，胎损者立便送下，未损者其痛自止。然痛止后，须视其轻重，即治其伤，不顾其胎，血下胎安，母命全矣。或单服紫苏饮加枳壳、童便、酒及砂仁亦可。

香桂散

肉桂　麝香　艾叶　杏仁

为末，酒调服。

胎前腰痛甚者，肾虚极也，其胎必堕。急服安胎饮以固其胎，如腰不疼，加黄芩服之。

妊娠腹痛者，名曰痛胎，俗名胎气，至产则愈。若二三月间忽然心腹疼痛，宜用芎、归、阿胶、葱白，或紫苏饮加砂仁，或四七汤加川芎、当归，或四磨饮治之。

紫苏饮方　四七汤方　安胎饮方并见前

四磨饮

人参　乌药　槟榔　沉香

各磨浓汁，开水冲服。

胎痛、胎动不同，有因母病而动者，因胎不坚而引动者，痛亦如之，切宜详辨。或有[1]动而不痛者。阿胶治胎动，川芎、当归身治胎痛。

胎前心痛欲死，以沉香降气汤、茯苓补心汤、四七汤、紫苏饮择而用之。

---

[1]　切宜详辨或有：沪抄本作"切不可妄用药详辨其"。

沉香降气汤

沉香　香附　缩砂　甘草

为末，入盐少许，盐汤下。

胎前胃痛口禁，宜服养胃汤。

养胃汤

生地　丹皮　白芍　当归　川芎　青皮　白芷　姜黄　海桐皮　五加皮　生姜

妊娠心腹急痛歌

心腹急痛面目青，冷汗气绝命将倾。

血下不止胎冲上，心腹痛闷定伤身。

此症多因①，难治。

胎前少腹冷痛攻刺，疝癖疼痛②，宜服葱白散，须量其轻重而用之。

葱白散

葱白　官桂　三棱　蓬术　人参　熟地　当归　白芍　厚朴　神曲　青皮　木香　麦芽　干姜　茯苓　川芎　川楝子　小茴香

胎前脐下小腹冷痛，小便数，大便滑。此因食生冷不时物所致，宜服安胎和气饮治之。

安胎和气饮方见前

胎前小腹痛者，须视其如果不安，宜紫苏饮，不可多服活

---

① 歌心腹急痛……多因：沪抄本、精抄本作"面目青色冷汗血下不止胎气上冲者"。

② 攻刺疝癖疼痛：精抄本作"疝癖攻刺"。

血行气药；若内伤甚者，下之；亦有生孕痛而痛者，在乎谨细详辨，而不可忽也。

胎前胁痛者，其因有三：有因恸哭，有因内伤，有因恼怒。有胎不宜与伤药，误则堕胎。宜服童便、酒，或用紫苏饮加当归尾、砂仁、童便，去参服之。虽曰内伤，犹宜安胎为上。若胁痛甚，紫苏饮中加白芥子、柴胡、枳壳升达之。

孕妇背痛者，气所滞也，宜紫苏饮；若腰背痛不可忍者，虚则杜仲丸；腰痛如折者[1]，以黑豆炒熟，酒饮之，或破故纸、紫胡桃酒服。

孕妇遍身拘急不仁、作痛，眼黑花，不寐，胎气亦有然者，宜用紫苏饮。

妊娠面及四肢浮肿如水气者，名曰子肿。有胎气，有水肿，有湿，有风热，有因疟过饮伤脾，有因泻利虚滑损胃，皆能令肿也。若胎气肿者，以紫箇散加白术；若虚浮水肿者，以五皮饮加白术、丁香、莱菔子；若浮肿小便不利者，乃胎水证也，宜紫箇加泽泻、木通、白术；如三焦无病[2]，加山栀、黄芩，利小便、退肿尤捷；若浮肿腹大者，气也，必利小水为上，宜服紫箇散。若脾气虚，遍身浮肿，心腹胀满，喘急气促，小便不利者，名曰胎水，又名子满，以紫箇加桑皮、赤茯苓、木香、泽泻、木通，甚者加防己；若湿，以五苓散去桂加车前、腹皮、人参、木通治之。

---

① 虚则杜仲丸腰痛如折者：精抄本无此 10 字。

② 术如三焦无病：精抄本作"阿胶丸若纯血"。

紫箇散

紫苏　厚朴　陈皮　桔梗　甘草　半夏　香附　藿香　白芷
茯苓　菟丝　人参　芍药　当归　川芎　大腹皮

五皮饮

桑皮　姜皮　大腹皮　茯苓皮　五加皮

五苓散

桂枝　白术　茯苓　猪苓　泽泻

胎前水肿危殆歌

水肿伤肝唇定黑，背平伤肺脾脐凸。

缺盆平也已伤心，足底平伤肾脏格[①]。

妊娠遍身脱皮，因肿服药，肿退去皮也。

妊娠两足面肿至腿膝，行步艰难，喘闷妨食，似水肿，甚至指间水出者，名曰子肿，宜服天仙散[②]。如脚浮肿，因脾衰不能制水，血化成水所致，宜生料平胃散加苏叶、生姜、大枣。

天仙散

香附　木瓜　甘草　陈皮　乌药　苏叶　木香　天仙藤

生料平胃散

生白术　厚朴　甘草　陈皮

妊娠心惊胆怯，终日烦闷口干，不得卧，名曰子烦。或肺虚

---

①　危殆歌……伤肾脏格：沪抄本、精抄本均作"唇黑伤肝背平伤肺脐凸伤脾缺盆满伤心足底平伤肾此皆危殆之候"。

②　天仙散：沪抄本作"天仙藤散"，下同。

热乘心肝，或心肺停痰积饮，或气郁烦躁，或呕吐痰涎，俱谓之子烦，宜安胎竹叶汤。如不效，以紫苏饮或麦门冬散[①]前方之类治之。或胎气未安，似虚烦不得卧者，宜知母丸。

安胎竹叶汤

人参　茯苓　黄芩　麦冬　淡竹叶
如有痰，加竹沥[②]。

麦门冬散

麦冬　防风　茯苓　生姜　人参　淡竹叶

知母丸

知母—两，焙
为末，大枣肉捣和为丸如弹子大，人参汤送下。

妊娠子痫，气有绝少，盖气调和则能安胎，万一有此，名曰子痫，又名子冒，俗名儿风。此证虽不致于死，亦能堕胎，速服紫苏饮，或消风散，或乌药顺气散，并用苏香散以理之。若忽然发搐，不省人事，后复发如角弓反张，状若中风者，宜羚羊角散，或用当归独活汤入竹沥，或用砂仁汤服之。

消风散

荆芥　川芎　甘草　陈皮　厚朴　防风　藿香　蝉壳　僵蚕
人参　茯苓　羌活

---

① 散：精抄本此字后有"兼"字。
② 如有痰加竹沥：沪抄本作"有痰加鲜皮竹沥和姜汁少许"。

羚羊角散

羚羊角　防风　当归　艾叶　川芎　米仁　茯神　杏仁　木香　甘草　独活　五加皮[①]　枣仁　生姜

当归独活汤

当归　川芎　甘草　桂枝　贝母　葛根　杜仲　防风　陈皮　人参　茯苓　藿香　独活

胎前伤风者，有轻有重，轻则浓煎葱头汤服之，又能安胎；重则紫箇加葱白。若外感兼食者以养胃汤治之。

紫箇散见前

养胃汤

生地　丹皮　青皮　白芷　当归　白芍　姜黄　川芎　海桐皮　五加皮　生姜　人参

咳嗽多痰者，宜旋覆花汤加芩、连，或[②]二陈汤加贝母、山楂、姜汁服之。

旋覆花汤

旋覆花[③]

感风寒头疼壮热，宜芎苏散。若恶风发热有汗，宜杏子汤。

芎苏散

川芎　紫苏　枳壳　桔梗　干葛　前胡　甘草　橘红　木香

---

① 五加皮：原作"茄皮"，沪抄本作"五茄皮"，精抄本作"五加皮"，《济阴纲目》羚羊角散方内有"五加皮"，据上述改。

② 或：沪抄本作"再"。

③ 旋覆花：沪抄本此前有"即一味"3字。

茯苓　生姜

杏子汤

人参　茯苓　半夏　甘草　官桂　细辛　芍药　五味　杏仁

若感寒头痛，咳嗽痰多，宜服华盖散。

华盖散

麻黄_{去节}　桑皮　茯苓　杏仁　苏叶　陈皮　甘草

若咳嗽而兼泄泻者，以养胃汤中去人参治之。

养胃汤方_{见前}

若干咳者，以紫箇散倍加归、芩治之[①]。

紫箇散_{见前}

妊娠伤寒者，仲景云治法用药其避忌与常人不同。若头痛，身热，无汗，脉浮紧者，以四物汤加麻黄、细辛；若过经不愈，温毒发斑如锦文者，以四物加升麻、防风、连翘、黄芩、柴胡。

如发斑而满，非人参白虎汤不能治；若见斑而隐没者，元气不足也，宜倍加[②]人参服之，则斑出矣。

人参白虎汤

人参　石膏　粳米　甘草　知母

如外感重者，宜服十神汤，或五积散，轻者用养胃汤。

十神汤

香附　紫苏　川芎　干姜　赤芍　升麻　甘草　橘红　麻黄

---

① 芩治之：沪抄本作"苓"。
② 倍加：原作"加倍"，据精抄本改。

白芷

余方见前。

孕妇伤寒，但浓煎葱白汤，或加醋或加姜汁一滴[①]，服之即愈。切不可轻与之表，盖有胎者如服表药，不惟堕胎，抑且母命难存，慎之慎之。

胎前瘟疫与伤寒同，如前用葱白汤服之，盖葱白可以解邪，又可以安胎也。

胎前谵语，宜二四汤去熟地，加山楂、薄荷，水煎和姜汁灌之。

二四汤方<small>即二陈汤合四物汤</small>

胎前中寒，与伤寒同治法。

胎前中暑，治法与无胎同。

妊娠或梳头、沐浴当风取凉，风寒客于皮肤，致头晕、目昏、头痛、憎[②]寒发热、心胸烦闷者，此胎前之证，二命所系，不可妄投药饵，盖伤风、伤寒不同。若初感，宜用参苏饮、芎术散[③]、理中汤。

参苏饮

人参　紫苏　枳壳　桔梗　干葛　前胡　甘草　橘红　木香　茯苓　半夏　生姜

余方见前。

胎前嗽有血者，宜服上清丸，或二陈汤作丸加黄柏、知母、山楂、白术；如气血俱虚者，用八物加黄柏、知母，或用鸡苏散。

---

① 一滴：沪抄本、精抄本均作"少许"。

② 憎：原作"增"，据义改。

③ 芎术散：精抄本作"芎苏散"。

上清丸方_{原缺今补}①

薄荷_{一两六钱}　百药煎_{八钱}　砂仁　桔梗　甘草　元明粉　诃子　冰片　月石_{各一钱}

蜜丸如黄豆大，含化一丸。

鸡苏散

生地　黄芪　贝母　阿胶　茅根　桔梗　麦冬　蒲黄　鸡苏_{即薄荷}

八物汤方_{见前}

胎前气喘，乃胎不安也，或冒风②，以连须葱头煎汤服之，自然愈矣。此物能通百窍，能发散，且安胎也。若伤触而喘者，宜紫苏饮加童便、砂仁。

紫苏饮方_{见前}

胎前泄泻，忌服理中、五箇二方，因有干姜、官桂故也；宜服香连术苓散，此为胎前泄泻之圣药。

香连术苓散

木香　黄连　苍术　茯苓　厚朴　猪苓　泽泻　陈皮　官桂　艾叶　甘草

凡胎前食泻，宜服养胃汤、五苓散，加消食药③如山楂、神曲、麦芽、枳壳之类。

---

① 方原缺今补：沪抄本无此5字；精抄本作“原缺”，并无方剂组成。
② 乃胎不安也或冒风：沪抄本、精抄本作“非冒风即胎气上冲”。
③ 药：宁抄本、精抄本无此字。

养胃汤方_{见前}

五苓散方_{见前}

胎前寒泻，用胃苓汤加木香治之。

胃苓汤方_{平胃散}[1] _{合五苓散}

若胎前食生冷作泻，宜服养胃汤。

胎前暑泻，以胃苓汤加香薷、扁豆，煎好冷服。

若胎前血泻，宜胃苓汤加砂仁、木香、黄连；或紫苏饮加泽泻、神曲、砂仁；如饮食少进，胸膈饱闷，痰多者，去人参，加茯苓、制半夏、蓬莪术。_{方见前。}

若胎前肠胃虚冷，水谷不化，泄泻日夜无度，状如豆汁，或下瘀者，宜胃苓汤。_{方见前。}

脐下冷痛，滑泻肠鸣，宜理中汤加肉果、砂仁，或用治中汤。

理中汤方_{见前}

治中汤

人参　白术　干姜　青皮　陈皮　甘草[2]

因暑烦渴，恣意引饮，下如泻水，宜胃苓汤去桂。_{方见前。}

伤湿腰脚冷痹，泄下黄黑，宜服金不换正气散。如赤白相杂者，加黄连；若白痢，加乌梅煎服；即不然，胃苓汤亦可。

---

① 散：宁抄本无此字。
② 人参白术干姜青皮陈皮甘草：沪抄本作"即理中汤加青陈皮"。

金不换正气散

藿香　厚朴　甘草　半夏　苍术　陈皮①
若胎前气血虚陷泻痢，宜补中益气汤。

补中益气汤

人参　黄芪　白术　甘草　柴胡　升麻　当归　陈皮　生姜
大枣

胎前痢疾，切不可用芍药等汤，宜用胃苓汤。此药多服，虽
有食积，亦能自消，宜倍加白术、半夏、山楂。

若胎前红痢，以紫苏饮加神曲、茯苓、白术、泽泻治之。身
不热者，加木香。此药治红白痢皆妙，然腹不痛者则可。

紫苏饮方_{见前}

胎前痢疾，无分赤白，以养胃汤主之。始终以此方为主，胃
苓汤亦可。如五箇散服一二剂亦无妨，盖食生冷而痢者，非姜桂
不能除。

五箇散

肉桂　干姜　半夏　厚朴　藿香　紫苏　芍药　桔梗　麻黄
川芎　白芷　枳壳　茯苓　甘草　香附　大腹皮　陈皮

养胃汤方_{见前}

胎前赤白痢疾，宜服香连术苓汤。若赤多于白者，伤于血分
重也，宜连多于香；若白多于赤者，伤于②气分重也，宜香多于

---

① 藿香厚朴甘草半夏苍术陈皮：沪抄本作"即平胃散加藿香半夏"。
② 于：原缺，据精抄本补。

连治之。此药水火相济，随其虚实用之。

香连苓术散方见前

妊娠下利赤白，谷道肿痛，宜香连丸治之，无他剂也。

香连丸

木香八钱　黄连一两　肉果五钱　苍术一两　麦芽五钱　榴皮五钱　白芍　香附各八钱　厚朴　泽泻　茯苓　陈皮　猪苓　青皮　莱菔子各一两　神曲一两二钱　山楂二两三钱　甘草五钱　粟壳七钱　乌药八钱　诃子三钱　白术二两

炼熟白蜜为丸。

妊娠临产下痢，以栀子烧炭[①]存性为末，温汤送下即止。

妊娠挟热，下痢纯血，以黄连解毒汤治之。若下脓血不止，腹痛者，宜黄连阿胶丸治之；若纯血[②]如鱼脑者，以正气散加乌梅、陈皮；若赤白相杂者，亦以正气散加黄连；若禁口者，以败毒散加陈皮、砂仁治之。

黄连解毒汤

黄连　黄芩　黄柏　山栀

黄连阿胶丸

黄连　黄芩　阿胶　鸡子黄　白芍

败毒散

人参　茯苓　枳壳　川芎　独活　前胡　羌活　柴胡　桔梗

---

① 炭：精抄本作"灰"。

② 阿胶丸治之若纯血：精抄本作"头煎汤服之自"。

薄荷　生姜　甘草

经曰：胎前痢疾，产后不治，谓因利下胎故也。脉必沉细则生，洪大则死。

凡胎前霍乱，治法与平人同。

若四时霍乱吐泻，宜服藿香散。

藿香散

藿香　厚朴　山楂　橘红　白芷　甘草　紫苏　半夏　茯苓桔梗　大腹皮　生姜　大枣

转筋入腹，闷绝，宜服木瓜汤加苏叶、藿香治之。然而有夏月之别，若①夏月转筋入腹，闷绝者，以黄连香薷饮，或竹茹饮，或五苓散，或缩脾饮，或人参白术散，选而用之。

木瓜汤

木瓜　吴茱萸　紫苏　茴香　盐　生姜

黄连香薷饮

黄连　香薷　厚朴_{姜汁炒}

竹茹饮

竹茹　人参　麦冬　茯苓　半夏　淮小麦　甘草　生姜　大枣

缩脾饮

草果　乌梅　甘草　生姜
水煎冷服。

---

① 若：沪抄本、精抄本作"其在"。

人参白术散

人参　白术　橘红　前胡　麦冬　川芎　赤苓　半夏　竹茹
甘草

五苓散方_{见前}

若霍乱腰痛，吐逆不止，宜白术散。

白术散

白术　枳壳　益智　橘红　良姜　生姜

胎前疟疾，宜养胃汤、草果饮、青皮饮。若停食感冷而发疟
者，宜驱邪散治之。

养胃汤方_{见前}

草果饮

草果　紫苏　川芎　良姜　青皮　甘草

青皮饮

青皮　厚朴　白术　草果　柴胡　茯苓　黄芩　半夏　生姜
大枣

驱邪散

白术　草果　良姜　陈皮　藿香　茯苓　甘草

有患胎疟者，一遇有胎疟病即发。此人责有肝火，值有孕，
水养胎元，肝虚血爆，寒热往来，似疟非疟也，以逍遥清肝火养
肝血，兼六味丸以滋化源。[①]

---

① 有患胎……化源：此 56 字原脱，据沪抄本补。

凡胎前呕吐不定，有寒，有食，有痰，有血虚。寒用理中汤，食用五积散，痰用旋覆花汤，血虚用八物汤。以上方俱见前。

胎前呃逆不已，此乃气不顺也，以紫苏饮加苏子、茯苓、半夏、姜汁治之。然亦有胎死腹中，冷气侵蒸而作呃者，宜下其胎，则呃自愈矣。

胎前吞酸者，此乃火也，以四物加黄柏、知母之类，或旋覆花汤治之。方见前。

胎前停食感气，须带安胎饮，起剂治之，虚则加炒砂仁，或紫苏饮加神曲、山楂、木香治之；实则养胃汤加砂仁、姜倍用之，或加味二陈汤，或平胃散、治中汤、正气散，俱加苏叶、木香。

加味二陈汤

半夏　陈皮　茯苓　甘草　山楂　砂仁　香附　木香　苏叶　川芎　山精未查

余方见前。

妊娠小便涩少，遂成淋症，谓之子淋，宜服安荣散去滑石治之，临月加栀子。然尤恐损胎，不可轻投。或用地肤子汤。若胎前小便频数，亦曰子淋，宜服内补汤。

安荣散

人参　麦冬　通草　甘草　当归　川芎　细辛　灯心　滑石

地肤子汤

地肤子　知母　黄芩　枳壳　赤苓　车前　通草　升麻　甘草

内补汤

熟地　当归　白芍　川芎　白术　茯苓　橘红　甘草

胎前大便闭者，宜用枳壳归灵散。或大小便俱闭结，以四物汤加黄芩、枳壳、木通、赤茯苓治之，或用大腹皮饮，或八正散。

枳壳归灵散

枳壳　当归　川芎　白芍　熟地

大腹皮饮

大腹皮　陈皮　甘草　桔梗　厚朴　紫苏　半夏　香附　藿香　白芷　茯苓

八正散

车前子　滑石　山栀　萹蓄　瞿麦　木通　甘草梢　灯心

或但小便闭者，以四物汤加①木通、赤茯苓治之。

亦有伤者，血不能去，令尿梗痛，服童便木香酒，亦可治之，但过后即发，不若紫苏饮加木通，略用山栀、童便。若非内伤发热，加黄芩治之。

胎前尿血者，热症也，以四物汤加凉药治之，或五苓散去桂，加阿胶、车前、茅根，或酒蒸黄连丸，或导赤散，或八正散。

导赤散

生地　茯苓　甘草梢　木通　黄芩

---

① 加：沪抄本此后有"木香"2字。

余方见前。

胎前大便去血者，宜四物汤加京墨汁服之，极妙。

若肠风脏毒者，用枳壳散、乌梅丸、败毒散治之。

枳壳散

枳壳　甘草

乌梅丸

乌梅_{八钱}　诃子　干姜_{各三钱}　条芩_{五钱}　黄连_{一两}　白芍　神曲　香附　青皮　枳壳　厚朴　茯苓　阿胶_{各一两}　滑石　地榆　归身

败毒散_{方见前}

胎前漏尿不知出者，亦属子淋，曰遗尿不禁，宜以桑螵蛸散治之。

桑螵蛸散

桑螵蛸_炙　益智仁　鸡毛灰

为末，酒调下，或米饮服。

胎前不语者，谓哑胎。若痰气闭其心窍者，用二四汤倍加砂仁、苏子、姜汁治之。亦有哑胎，不须服药，产后自愈。盖胞络贯肾系，舌本包络，怯故不能言。经曰九月暗，十月复矣。

二四汤方_{二陈合四物汤}

胎前耳忽聋，目忽昏，或气血不足，或暴怒火动，皆能致此症也，以安胎饮加生血药治之，以生血为主。或用十全大补汤，或补中益气汤加菖蒲连柏饮引治。_{方见前。}

胎前手足麻木者，此乃血少也，宜养血安胎为上，以八物汤为主。方见前。

胎前鼻衄者，产后多不吉。盖胎以血为养，岂可漏溢乎？不惟鼻衄，诸所见血同论，宜服紫苏饮加黄芩炒焦。如吐衄，以必胜散治之。

必胜散

人参　当归　熟地黄　川芎　小蓟　炒蒲黄　乌梅肉
上等分为细末，水煎去滓，无时服。

胎前虚汗如雨，以麦煎散、当归六黄汤主之。若风邪出汗者，治法与伤寒同。

麦煎散

茯苓　地骨皮　柴胡　牡蛎　芍药　甘草　白术　麻黄根黄芪　麦冬

当归六黄汤

当归　生地　熟地　川连　黄芩　黄芪　黄柏
胎前口中咯血者，以扁豆散治之。

扁豆散

白扁豆　生姜　白术　半夏　人参　枇杷叶
妊娠鬼胎者，其脉乍有乍无，乍大乍小，浮沉不一也，虽有形而不动也，如抱瓮之状，按之冰冷，此即邪气也，宜用补虚活血之药以治之。若果系是胎而不长养，以黄芩散调之。

黄芩散

黄芩　川芎　甘草　人参　黄芪　白术　陈皮　麦冬　茯苓
前胡　生姜　大枣

妊娠儿在腹中叫哭，不须服药，产当愈也，或用黄连浓煎汤
常服之。

凡妊娠数堕胎者，乃血气不足也。若腰腹痛甚而胎堕者，以
四制香附丸与安胎饮治之。若①赤白带淋者，香附丸加艾叶四两。

四制香附丸

香附一斤，酒、醋、童便、姜汁四制　当归　川芎　知母　红花
吴茱萸　木香

为末，醋②和丸，每服三十丸。

妇人有胎即堕，其脉左大无力，重取则涩，乃血少也，浓
煎白术汤调黄芩服之，或服固胎饮入糯米煎服。若血虚者，加阿
胶；胎气者，加砂仁，或加艾叶可也。

固胎饮

熟地　川芎　白术　茯苓　当归　白芍　甘草　黄柏　黄连

怀胎月数未足，而腹痛胎动不安，如欲产者，宜杜仲丸、芎
归补中汤加知母，酒调送下。

杜仲丸

姜汁炒杜仲　川续断

为末，枣肉捣丸，如桐子大，每服三十丸，米饮送下。

---

① 若：宁抄本、沪抄本、精抄本均作"如"。
② 醋：宁抄本、精抄本此前有"酒"字。

芎归补中汤方见前

若血气虚弱，不满月数而胎堕者，名曰半产，宜用芎归补中汤治之，乃以养新去旧、扶危补虚之剂以调治之。

半产除跌仆损伤外，前次或三四月堕，后期必应，此乃其乘虚也，须养其血气，固其胎元，以八物汤加胶、艾、条芩之类治之。俗以条芩乃为冷物寒凉之味，不敢用，不知胎孕宜清热养血，使血循经络而不妄行，然后胎能安也。

八物汤方四物合四君子

妊娠腹痛，与之安胎饮不效，与之消食通气亦不应，但腹近下处，肿胀浮满发光者，此曰孕痈，宜服补剂，用十补托里散，其次则千金托里散，皆可服。如未溃者，宜服十补托里散，已溃者加黄芪。盖黄芪作脓，泄之则愈矣，或用乌梅、牛皮胶煎亦可。

十补托里散

人参　黄芪　当归　川芎　肉桂　厚朴　白芷　防风　甘草桔梗

胎不动，下堕，腹冷如冰，以佛手散治之。方见前。

妊娠因病热熏蒸，以致儿死腹中不出，但服黑神散暖之，其胎自下。欲验胎之死生者，看其母舌青色，其胎是死。或五积散去芩、麻，加木香、杏仁治之，或用香桂散加艾、杏服之，须臾则下也。

黑神散

黑豆　当归　白芍　肉桂　干姜　蒲黄

酒煎，入童便服。

五积散

肉桂　干姜　白芷　茯苓　麻黄　枳壳　陈皮　川芎　芍药
当归　藿香　甘草　桔梗　半夏　厚朴　姜

香桂散方_{见前}

验胎死宜去症，视其母舌色指甲青黑者，腹闷，口中作尿^①臭，此胎死矣，宜以胃苓汤加朴硝三^②钱，酒水煎服，其胎化水而下。若生胎用此法，不惟不效，反伤母命，慎之慎之！

胃苓汤方_{见前}

妊娠忽然心腹刺痛，闷绝欲死者，名曰中恶，此乃邪恶毒气冲胎伤人也，宜服当归散。

当归散

当归　芎䓖　丁香　青皮　吴茱萸

怀孕，苦于难产。若气实者，宜耗其气，以瘦胎饮服之。如气弱者，以紫苏饮去芎^③加术治之，即达生散也。

瘦胎饮^④　治难产五六日不下者，及妇人交骨不开者，服此药约行里许立效。

川芎　当归_{各一两}　败龟板_{一个，酥炙}　多生妇人发_{一握，烧存性}
每服三钱，水煎服。

---

① 尿：沪抄本作"屎"。
② 三：沪抄本作"二"。
③ 芎：原作"苓"，据沪抄本及上下文改。
④ 瘦胎饮：宁抄本此下有"方"字。

妊娠临月欲瘦胎易生，世多用枳壳散。此方本能瘦胎易生者，然胎肥实则可，否则偾事，不若救生散之妙，且能安胎，又能益气。或以紫苏饮加枳壳、香附治之亦通。

救生散

人参　诃子　白术　神曲　麦芽　陈皮

上等分为末，每服三钱。

妊娠未产而乳汁先下者，名曰儿泣，生子多不育。

妊娠烦躁闷乱，口干脏热，宜知母散。

知母散

黄芩　黄芪　麦冬　甘草　知母　赤苓

入桑皮煎，再入竹茹煎服。

妊娠未产而胎水先下者，应以无忧散治之。

无忧散

艾叶　当归　川芎　乳香　枳壳　乱发　芍药

水煎服。

妊娠转胞不得小便，由中气虚怯不能举胎，胎压其胞，胞系了戾，小便不通，以补中益气加升举之药，令下窍通则愈。

补中益气汤方 见前

妊娠转胞不得小便，症不同论，有禀受弱者，有忧闷多者，有性躁急者，有食厚味者，有过忍小便者，上皆用利药，便可解得。因思胞不自转，为胎所压，转在一边，胞系了戾不通，立则尿，下蹲则不能；胎若举起于中，胞系自疏，水道自利，故此胎逼小便不通，名曰转胞。若尿出不止者，名曰漏胎，治各有方。

若不得溺而腹胀者，名曰转胞，宜八味丸治之，或丹溪参术饮；服过，以指探之，吐出药汁，少顷气定，又与之亦然。立则尿，蹲①则不能者，宜五苓散治之。过忍小便至久不通者，以滑石末，葱汤调服，或紫苏叶、葱白、良姜煎汤熏洗前阴亦可。方俱见前。

妊娠无故悲泣不止，象若神灵，谓之脏躁悲伤，宜用竹茹汤、甘麦大枣汤，或以红枣烧炭②存性，米饮下。

竹茹汤

人参　竹茹　半夏　生姜　小麦　茯苓　甘草　大枣　麦冬③

甘麦大枣汤

甘草　淮小麦　大枣

安胎与固胎不同：血虚欲堕而补之者，谓之固胎；气不和而顺之者，谓之安胎。安胎以顺气凉血为主，固胎以生血补气为主。

妊娠经水虽不多，或一月一至者，名曰漏胎。有气虚者，有血虚者，有热者，有风者，有因血盛者，有因多气而动血者，又有因事而下血者，非止一端。若气血虚者，以胶艾四物汤加乌梅，或四物汤加参、术、升麻。若虚而挟热者，以紫苏饮加条芩、白术、阿胶、砂仁治之。

若因事而下血者，以佛手散加枳壳、黄芩、白术。若因气而

---

①　蹲：宁抄本、精抄本此前有"下"字。
②　炭：宁抄本、沪抄本均作"灰"。
③　人参竹茹半夏生姜小麦茯苓甘草大枣麦冬：沪抄本作"竹茹人参麦冬半夏茯苓甘草生姜"。

动血者，因血盛而自至者，不须服药，而胎亦无恙。

临蓐

妊娠至临月，当安神定虑，时常步履，不可多睡、饱食、过饮酒醴杂药。欲产时，不可多人喧闹怆惶。若见浆水，腰间痛甚，是胎已离经，方用药催生坐草。不可早服催生药、早坐草。

临蓐切忌饮酒。酒性多热，口鼻出血，多致不救，急与二四汤加行血药、入童便治之。

凡儿在腹，男负阳背阴，女负阴背阳，首上足下，临产侧转顺出。其有横生逆产之患者，因产母忍痛，曲腰眠卧，不肯舒伸行动，倒运不转故也。坐草不宜太早，须再扶行运动，方免祸患。徒及气血不足，则误矣！若产顿迟难者，此方可归罪于气血也。

临产切戒惊吓，致产妇恐怖气怯，上闭下胀，气乃不行，不候时至，妄乱用力，逼儿错路，以取前祸。譬如登厕，时候未至，用力何益。急用紫苏饮以宽气。

紫苏饮方见妊娠门

临产腹痛，而不甚痛者，产未至也，切勿使坐婆探候。虽脐腹痛，犹当熟忍，扶挟而行，凭物而立，须候腰腹痛极不已，谷道如挺并，目中火生，胞水已破，尺脉切如绳珠之状，便当顺产。若有横逆倒生，皆由先期动手，风入产户，以致肿胀，门户狭小干涩故也。脐带系于命门，儿将育时，两手动荡，使带脱落，然后得出，安得不痛乎？谚曰瓜熟蒂落，栗熟自出，此喻最善。若夏时之盛暑，宜深屋宇，多贮清水，预防血晕不省之患。若值盛寒，多宜闭户，生火向暖，下部宜厚衣覆裹，庶免贴寒血结之患矣。

凡临月忽然腹痛，或作或止，或三四日，或数日，胎水下而痛不急者，名曰弄胎，非产也，不必药治。

妊娠临产，胞水未破而血先下，此是伤胎。腹不痛者，八物汤与安胎饮治之。若胞水已破，此是欲产，宜服紫苏饮，以生其气血也。

妊娠，或足①月，忽然腹痛，似欲生产，却又带事，名曰试产，非产也。不问胎水来与不来，但宽心等候时至，但服紫苏饮加枳壳理之。

临蓐胎水放尽而胎不下，以无忧散加紫苏②服之。或胎肥气逆，母瘦血少，亦宜用此方。

凡妇有十产之症，子母须臾者为生，收生不可不慎也。月满、腰痛、谷道挺并、浆破血，用药攻催，谓之催生。

严寒天气，血凝水道，儿不能生，谓之冻产；盛暑时月，热气逼蒸，昏晕如醉，而不能生者，谓之热产；月份不足谓之半产；有胎即堕，谓之小产；坐草太早，努力过多，儿身倒运不转，先露足者，谓之逆产；先露手者，谓之横产；儿头或柱③一边者，谓之偏产；若脐带绊住儿肩，谓之凝产；倘子肠先出，名

---

① 足：精抄本作"一"。
② 加紫苏：精抄本无此3字。
③ 柱：原作"注"，据精抄本改。

盘肠产；或腹痛时作时止，浆水淋漓，名曰试产；临产坐着一物，抵住儿头，不能生动，谓之坐产。此皆不明生育之理，临产怆惶，致有此等，保产者能不预为讲明乎？

偷生与村姑等妇，无难产者，有妊时运动不惜，临产又不能不忍[1]故也。

《金匮》曰：新产妇人有三病：一者病痉，二者病郁冒，三者大便难。皆因气血虚耗，内亡津液，肠胃干涸，故有此症。其脉微弱，呕不能食，大便坚，头汗出。如此者，血虚而厥上，故冒；冒欲解，故大汗出；以血虚下厥，孤阳上出，故头汗出。所以产妇喜汗出者，亡阴，血虚阳盛，故当汗出；阳盛阴虚，所以大便坚，呕而不能食也。

难产者，以白芷散治之。甚者，不过再服。

白芷散

百草霜　白芷

为末，用童便、酒煎，热服。

凡交骨不开，产门不闭，子宫不收三证，皆由元气素弱，胎前失于调理，致血气不能运而然。交骨不开者，阴血虚也，佛手散加龟板；产门不闭者，气血虚也，十全大补汤加五味子收之；子宫不收者，补中益气加醋炒白芍[2]、五味。

如初产，肿胀，痛而不闭者，补中汤加半夏、茯苓以健脾，使元气复而诸疾自愈，切忌寒凉之剂。又曰，交骨不开者，阴气虚也。龟为至阴，则交错相解，故用之。

---

[1]　不忍：精抄本作"忍"。
[2]　白芍：精抄本作"白术"。

┃卷之四┃

产后

凡新产妇人，气血大损，诸事必须保重，切不可持健劳碌，致内伤外感，六淫七情诸症，为患莫测。故产后症，先以大补气血为主，虽有他症，以末治之。或欲去邪，必兼补剂为当，不宜专用峻厉，再损血气也。

或问产后症，丹溪云：当大补气血为主，虽有杂症，以末治之。又云：产后中风，切不可作中风治，用风药。然则产后不问诸症，悉宜大补气血乎？曰：详主末二字，其义自明。虚而无他症者，合宜大补气血自愈；或因虚而感冒风寒者，补气血药带驱风之剂；或因脾虚而食伤太阴者，补气血加消导之剂；或因瘀血，恶露未尽而恶寒发热者，必先逐其瘀血，然后大补。经曰：有本而标之者，有标而本之者。又曰：急则治标，缓则治本。丹溪之主末二字，即标本之意也。

新产妇脉诀歌

新产之脉缓滑宁，实大弦急死来侵；

俱要沉重小者吉，忽然坚牢命不停；

寸口涩疾不调死，沉细附骨不绝生；

审看此疾分明记，方知医者有神灵。

大凡新产之后，血气衰弱，脉必沉细缓滑为正，实大弦牢坚急不调为反。正则吉，反则凶。

产后切勿侧卧，免致败血流经。若流至膝，轻则无妨，重则生痛，其症难愈，岂可不慎也哉！

才生产时，切戒饮酒，脏腑皆虚，不胜酒力，多致眩晕，宜用黑豆炒出烟，同羌活入酒煎饮之，避风邪、养气血、下恶露、行乳脉也。

产妇胞衣不下，恶露不尽，攻冲心腹刺痛，或血晕神昏，眼黑、口噤，宜服黑神散。若临产难生，及胞衣不下，血晕不省人事者，败血冲攻，心腹刺痛，语言狂妄，困顿垂死，宜用琥珀黑龙丹。若败血攻心迷晕，或胞衣不下，胎死腹中，垂危者，但心头暖，急以童便调花蕊石散服之，不能服者灌之。若胞衣不下，寒热腹痛，以五箇散去茯苓、麻、桔主之。

黑神散

大熟地　白芍　肉桂　蒲黄　当归　干姜　黑豆炒

酒煎入童便服。

琥珀黑龙丹

五灵脂　当归　地黄　川芎　良姜

上入砂锅内，用赤石脂、纸筋、盐泥封固，济火煅红，去火候冷，取去黑色，研细入后药：

琥珀　乳香　百草霜　花蕊石　生硫黄

上研细末入前药，和匀，用醋煮和为丸。每服时用炭火煅红，投入姜汁浸碎，以酒、童便调服。

花蕊石散

花蕊石一斤煅透，轻者为上　硫黄四两

上二味拌匀，入瓦罐内，将泥固口，候干、放砖上，以炭火煅经宿，候冷取出，为末，童便调服。

五箇散

肉桂　紫苏　香附　藿香　厚朴　半夏　白芷　川芎　大腹皮　甘草　陈皮　枳壳　干姜　茯苓　桔梗　麻黄　芍药

因堕胎，胞衣不出，及胎死腹中，宜牛膝散，或大黄醋熬成膏，为丸，醋汤下。

牛膝散

牛膝　桂心　赤芍　桃仁　延胡索　当归　川芎　木香　丹皮

水酒煎服。

凡胞衣不下，稍久困倦，败血流入胞中，因血胀满，冲心喘急，疼痛危笃，先用物系住脐带，然后断之。否则胞上掩心，危在顷刻。须令产母口衔发尾，得呕哕，即时下矣。或单将蓖麻子捣烂，涂脚底，若胞下，随即洗去，如迟，恐伤母，肠亦下，慎之！如胞无冲掩等患，虽延数日，亦不害人，止要产妇安心，终自下也。

产后中风、中气、口噤，汤药不能下者，用旧油编箕，烧存性，为末，擦其牙根即开，应验，然后主意用药。

妇人分娩，昏冒瞑目，因阴血暴亡，心神无所养。心与包络，君火相火也，得血则安，亡血则危矣。火上炽，故令人昏冒，火乘肺，令人瞑目不省人事，是阴血暴亡，不能镇抚也。经云：病气不足，宜补不宜泻。瞑目合眼，病悉属阴。暴去有形之血，则火上炽，但补其血，则神自安，心得血则能养而神不昏迷矣。

产后满急，神昏口噤，不省人事，宜破血行血，以黑神散、四乌汤、琥珀黑龙丹、花蕊石散择而用之。

四乌汤

当归　川芎　香附　白芍　乌药　陈皮　甘草

余方见前。

产后用心、使力过多，虚晕，宜补气血之药，加香附、姜、枣煎服即愈。

产后子肠不收，急用枳壳煎汤服，即收。若素多风疾，因产乘虚作晕，以四乌汤加羌活、防风。方见前。

产后下血过多，虚晕，神昏烦乱，当补其血，服清魂散。

清魂散

人参　泽兰　荆芥　川芎各一钱　甘草五分

产后眩晕，卒然间难辨其虚实，但以勿问散治之，如饱闷，加陈皮、苏子。

勿问散

川芎　荆芥　归尾　延胡索　丹皮　泽兰　山楂　贝母

煎好，冲入童便服。

若血晕昏迷不省，冲心闷绝，此宜行血醒血理之，以荆芥散，或鹿角散，或五灵四物汤主之。

荆芥散

荆芥

用麻油少许，灯草燃灯以荆芥烧焦色，为末，童便调服。

鹿角散

鹿角_{四两，烧炭存性为末}

童便、酒调下。

五灵四物汤

五灵脂_{半生半炒}　地黄　当归　白芍　川芎劳

产后血晕，因气暴虚，痰火泛上作晕，以二陈汤加贝母、竹沥、姜汁、童便。凡导痰，随气血加减，气虚加气药，血虚加血药，或以十全大补汤加橘红、黄芩、黄连。

二陈汤

半夏　陈皮　茯苓　甘草

十全大补汤

人参　白术　茯苓　甘草　熟地　当归　川芎　白芍　黄芪
肉桂

产后血气，上攻心腹，刺痛闷乱，宜延胡散加乌、附，或用琥珀散治之。

延胡散

延胡索　当归　川芎　赤芍　艾叶　枳壳　桃仁　橘红　熟
地　官桂　生姜

琥珀散

琥珀　蒲黄　赤芍　当归　延胡索　香附　丹皮　没药　木
香　蓬术　桂心　乌药

产后败血冲心，或歌舞，或骂詈，或笑怒，或逾垣咬打，神
名佛号，无一不知，似有鬼祟之状，此病五死五生，宜龙齿清魂
散治之。

龙齿清魂散

龙齿　远志　肉桂　人参　当归　茯神　麦冬　细辛　延胡
索　甘草　黄金　纹银　生姜　大枣

煎好，调麝香一钱服之。或将金、银、姜、枣先煎百余滚，
调入麝香一钱在内，前药煎好，一并服之。

产后败血冲心、冲胃，此是危症。冲胃则饱闷呕逆，冲心
者，则癫狂错乱，速急用药，多主不效，不可不知。

产后口中暴溢血者，名曰暴血冲心，宜延胡散治之。若经恶
露已尽日久，而呕嗽出血者，治法与常人同。

新产禁用芍药，因酸寒能伐发生之气。若腹痛，非芍药不能
止，以酒炒用则不妨。若以醋炒，犹能治儿枕块痛，酸以收之之
意也。如补虚时，黄芪可代。

产后败血腹痛寒热，名曰儿枕痛也。若无块，轻，以四乌汤
治之；若有块，重，则以醋箇散治之，须量人虚实而用，大抵产

后禁用棱、术二味，必元气实者方可用之；若瘦弱者，只可服四乌汤；若不咳嗽，加官桂些须亦可，以行血。倘饮食不进，而四乌汤不济事，乃用醋箇散治之，然亦不宜多服。

醋箇散

三棱　蓬术　官桂　香附　乌药　甘草　赤芍
醋煎服。

四乌汤方见前

若儿枕块凝滞，小腹刺痛，宜琥珀黑龙丹，或三圣散，或延胡散，或桃仁承气汤，三圣散加青皮、山楂、五灵脂、蒲黄治之亦可。

三圣散

肉桂　当归　延胡索

桃仁承气汤

桃仁　当归　赤芍　甘草　蒲黄　川芎　桂心
产后恶露不行，小腹刺痛，甚至发热者，用四乌汤。因怒气相搏，刺痛者，枳壳散合五积散，加醋、童便服。

枳壳散方合五积散

枳壳　甘草　陈皮　川芎　干姜　桂心　白芷　茯苓　麻黄
桔梗　半夏　厚朴　藿香　生姜
腹脐间急痛不止，因瘀血未尽行也，宜归须散、佛手散，加肉桂、丹皮、延胡索、蒲黄、乌药、香附，童便煎，治之。若恶露不行，腹痛，兼冒风劳碌、寒热者，此症以三元散治之则愈矣。

当归须散

当归须　桃仁　赤芍　乌药　红花　甘草　香附　苏木
官桂

水酒煎服。

佛手散

川芎　当归

酒水各半煎服。

三元散

人参　熟地　半夏　川芎　当归　白芍　黄芩　柴胡　茯苓
生姜　大枣

产后月余，因怒气，恶露不止，如有块淡红色似米粒者，以
九仙散治之。

九仙散

当归　川芎　芍药　甘草　丹皮　青皮　蒲黄　黄芩　香
附①

将青皮、黄芩、蒲黄炒黑为末，同煎服。

产后恶露不快，小腹急痛有块者，及发热头晕，宜用五积
散，加醋、少许童便服之。

五积散

肉桂　白芷　茯苓　麻黄　生姜　陈皮　川芎　芍药　藿香

---

① 香附：宁抄本无此 2 字。

甘草　桔梗　半夏　厚朴　当归　枳壳

产后二^①月余，恶露不止，腹痛，宜服加艾汤。

加艾汤

熟地　艾叶　阿胶　白芍　当归　川芎　香附　青皮　地榆　蒲黄　甘草

产后小腹刺痛不止，以四乌汤加桂心、童便，酒煎。或佛手散加蒲黄、延胡索、官桂、童便、酒煎；若小腹攻痛，蒲黄必用；若腹痛，以平胃散去甘草治之。

平胃散

苍术　厚朴　陈皮　甘草

余方见前。

如胎前原有阴火证，至产后、去血过多，必大发热、烦躁、汗出等症，若依前法大补气血，其症必甚，当用逍遥散以清肝火、养肝血，因去血既多，肝虚血燥之故，不可泥于气血虚之论也。

逍遥散

白术　当归　白芍　茯苓　柴胡　甘草

产后乍寒乍热有二：有阴阳不和，有败血不散，寒热相似，虚实不同。但小腹不痛者，是阴阳不和也，宜用芎归散治之，不可作疟治，又当量其虚实，加减四物治之。若小腹刺痛者，是败血不散，宜五积散去麻黄，加香附。

产后两三日，觉壮热头痛，胸膈刺痛，不可作伤寒治，此乃

---

① 二：宁抄本作"两"。

乳脉将行，宜服玉露散。

玉露散

人参　茯苓　甘草　当归　白芷　桔梗　川芎　芍药

产后去血过多，阴虚内热，头痛，晡时尤甚，与大病后虚烦相似，宜服人参当归散。若小腹甚痛，手足麻木，及遍身麻、晕，如死者痰与血虚也，宜二四汤加香附治之。盖血虚症亦能作小腹痛，但重按之痛若缓者，是血虚也。

人参当归散

人参　当归　丁香　青皮　吴萸

二四汤方_{二陈汤合四物汤}

果系去血过多，腰腹空痛者，宜用补剂，以止为愈，在于随症用药可也。

产后谵语者，须问其去血多少。产妇虽不能言，然旁观可知去血多少，宜用治血药清魂散、延胡散，或用四物加易汤亦可。

四物加易汤

熟地　当归　白芍　川芎　半夏　陈皮　茯苓　甘草　楂肉
桃仁　薄荷　姜

产后去血过多，发谵语者，论曰：心主乎血，因产耗血过多，心神失守，故发谵语。虽宜大补气血，又不可太峻，必知真正十分虚极，则可补，又必先用活血药，禁用行血药也。若出汗者，宜养荣汤、麦煎散，临时酌而用之。

养荣汤

当归　芍药　川芎　熟地　姜黄　生姜　白芷　乌梅　海桐
皮　五加皮

麦煎散

柴胡　地骨皮　茯苓　牡蛎　白芍　甘草　麻黄根　白术
麦门冬　黄芪

产后狂言谵语，如见鬼神者，其原不一。

有因惊风，语言颠倒，心神恍惚不定者，宜用琥珀丸。

有因心虚惊悸，言语错乱，不知人事，目瞪不能叫呼，宜用
龙齿清魂散。

有因败血攻心，狂言颠语错乱者，宜用延胡散。

有因风寒，致令恶露不行，憎寒发热，俨如疟状，昼则明，
夜则昏者，此乃热入血室，宜用琥珀地黄丸，或小柴胡汤，或四
物汤加柴胡亦可。

琥珀地黄丸

琥珀另研　延胡索末，炒　当归各二两　蒲黄炒，四两　生地二两，
取汁留渣　生姜二两，取汁留渣

用姜汁炒地黄渣，地黄汁炒姜渣，互炒汁干为度，共为末，
蜜和丸，如弹子大，当归汤送下一丸。

小柴胡汤

柴胡　黄芩　半夏　甘草　人参　生姜　大枣

若产后谵语，热盛，脉大而有力者，难治，此症不与之药为
妥也。如脉沉细滑小者，尚可图治。

若产后去血过多，因虚而发谵语者，宜以二四汤去地黄，略加山楂、姜汁治之。不可专以痰断，亦不可为血迷心窍也。

产后心虚，怔忡不定，言语错乱者，宜茯神散。

茯神散

人参　甘草　山药　当归　茯神　桂心　远志　麦冬

产后不语者，此乃败血迷心窍，心气不通，气塞于心，舌强不语，不必恐疑，但服七珍散，弥月愈矣。若发狂者，加辰砂治之。

七珍散

人参　石菖蒲　生地　川芎各二两　防风　甘草　细辛

加辰砂，即名八珍散。

产后冒风不语者，以小续命加姜汁治之，若痰闭心窍不语者，以二四汤加竹沥、姜汁治之。若舌强不语，眼花发狂，及胞衣不下，心腹胀满者，宜琥珀地黄丸。

小续命汤

桂枝　人参　附子　姜　川芎　甘草　黄芩　麻黄　杏仁芍药　防风　大枣

产后乍见鬼神，言语颠倒，因产暴虚，败血挟邪气攻心。医者误为风邪，谬矣。以调经散加龙脑服之，则安矣，或用琥珀地黄丸亦可。

调经散

麝香五分　没药一钱　桂心一钱　芍药二钱五分　细辛五分　当归二钱五分　琥珀一钱

上为末，每服五分，生姜汁、温酒各少许调服。

产后发热自汗，日久不止，名曰蓐劳，宜服逍遥散。

若蓐劳因虚发热自汗不止，或遇风邪复发，宜黄芪汤加麻黄根、浮麦治之。

黄芪汤

黄芪　白术　防风　熟地　牡蛎　茯苓　麦冬　甘草　大枣浮麦　竹叶

小产后蓐劳，有汗以增减柴胡汤治之，若半身出汗，又宜二四汤。

增减柴胡汤

柴胡　人参　芍药　川芎　半夏　甘草　陈皮　生姜　大枣

产后盗汗如雨，服多煎剂，血虚生热自汗，不可太补，兼以调理为主，宜服逍遥散；若喜食而痛甚者，非养荣汤不能治。盖补中益气汤因有升麻、柴胡，不能敛汗，不若逍遥散，又能止汗、治血虚。如气虚、血虚兼者，必用八物汤、养荣汤并治。

产后不可轻发汗，如已有汗，不可再发汗也。若虚汗两手拭不干者，不可治也。

产后中风，医血为要，不可先治风，败血得行则止也，宜清心牛黄丸。不语者，乃风触阴户也，以小续命汤治之。若手足瘫痪者，败血入经络也，宜五积散，或二四汤加桔梗，活血入姜汁治之。若谵语，以二四加消食、活血之药，入薄荷、姜汁少许治之。产后中风，不过痰、气、血虚也，故二四汤不可缺，若眼合而痰喘者，尤宜服之。

小产后，因受气忽跌，恶露未尽，迷闷不语，人事不知者，以二四汤加红花、山楂、姜汁治之。

产后恶露未尽，而中风口噤、角弓反张者，以荆芥散加豆淋酒或童便治之，又当归末、豆淋酒、童便治之，口噤者吹鼻中尤妙。

产后中风口噤，角弓反张，以小续命汤或交加散治之，加竹沥。若中风口噤，四肢顽痹不仁，角弓反张者，宜羌活酒服之，汗出则愈也。

交加散

生地五两，取汁留渣　生姜五两，取汁留渣

互相浸一宿，次日各炒干为细末，加竹沥酒调服。又方加当归、地黄。

羌活酒

羌活　防风　黑豆一升，炒黑令烟尽

入好酒，内于瓶中，重汤煮半日，候冷开饮。

产后刚、柔二痉，以五积加麝香煎服。盖痉者，口噤不开，背强，面如痫状，摇头马鸣，身反折，气息如绝者是也。

产后半身不遂，言语謇涩，恍忽不定，以天麻散治之。

天麻散

天麻　朱砂水飞　防风　羌活各一两　僵蚕炒，七钱半　干蝎炒白附子炮　五灵脂炒，各半两　雄雀粪炒　牛黄另研，各二钱半

上为细末，糯米饭为丸，如桐子大，每服二三十丸，薄荷酒送下，日进二服。

产后恶露不净，半身肉战，半身出汗，用二四汤加桃仁、红

花、山楂、姜汁治之。

产后麻木，血少也，宜生血补虚为主，以八物汤治之。

产后中风恶候歌与男子同看

中风恶候要君知，眼合肝亡手撒脾。

心绝口开肺鼻鼾，肾家将绝定尿遗。

凡初产伤寒，切不可用小柴胡，因有黄芩，容易停血，恐伤人也，宜参苏饮为佳。

参苏饮

人参　紫苏　枳壳　桔梗　干葛　前胡　甘草　橘红　半夏　茯苓　木香　生姜

产后中寒，以理中汤治之，如恶露未尽，去参；宜用五箇散，此方不论吐泄有无，皆可服也。

理中汤

人参　白术　炮姜　甘草

产后伤寒脉象论诀

产后伤寒热病临，脉细四肢暖者生。

脉大忽然肢逆冷，便是神仙医不醒。

盖热病之脉，固当洪大，但产后血气俱虚，亦所不宜，勿以阳病见阴脉论也。

产后内伤与暑病者，与常人同治，故不书汤药也。

产后恶露未尽，而兼伤风咳嗽、腹痛者，必行血理气为先，轻则以四乌汤，川芎为君，重则以二四汤；如不解，以五箇散加行血之剂治之；如兼泻者，亦以五箇散治之，但姜、桂少用为上。若恶露既尽，小腹不痛，而伤风头疼者，不拘咳嗽痰有无，有汗者，旋覆花汤治之；不咳嗽而重感者，芎苏散治之；虚汗出者，参苏饮；内伤而泻者，但以五箇散治之，不必用行血之药也。

产后劳碌，感冒，头痛寒热者，宜服三元散。

产后重感伤风，骨节皮肤皆痛，未汗，宜服败毒散治之；若虚者，只可服五箇散；若恶露净^①后，兼痰饮，十分虚者，宜用参苏饮治之。若产后虚甚而着风，不可专与之发散，必须逍遥散治之，其效虽迟，渐解无失也。

败毒散

人参　茯苓　枳壳　川芎　独活　羌活　前胡　柴胡　桔梗　薄荷　生姜　炙草

产后蓐劳，寒热头疼者，宜增减柴胡汤治之。

产后伤风，寒热者，以五积散治之。

产后伤风，寒热、咳嗽、喘急、痰涎壅盛者，以旋覆花汤，但咳而无痰者，加麻黄，见汗则止，有汗勿服。

旋覆花汤

旋覆花　赤芍　荆芥　半夏曲　前胡　炙草　茯苓　五味子　杏仁_炒　麻黄_{各等分}

上㕮咀，每服四钱，水一盏半，生姜二片，大枣一枚，煎至七分，去渣，食前服。有汗者不宜服。

---

① 净：宁抄本作"尽"。

产后血虚寒热者，治之以逍遥散。

若寒热往来者，宜小柴胡汤主之。

若久坐、多语、劳力，头目四肢寒痛，寒热如疟，名曰蓐劳，以茯苓散治之。

茯苓散

茯苓　当归　川芎　白芍　人参　熟地　黄芪　桂心

用猪腰子一只，去膜，生姜三^①片，大枣二枚，水二钟，煎汤代水煎前药。

产后冒寒，头痛发热，足冷者，以芎苏散，或五积散亦可。

产后偏正头痛，宜川芎茶调散治之；又不若败毒散之尤胜，合五积散，原治败血流经之剂耳。

川芎茶调散

川芎　荆芥　白芷　甘草　羌活　防风　薄荷　细辛

等分为细末，用茶煎浓调服。一方加香附。

产后大发热者，必用炮姜治之，何也？此热非有余之邪，乃阴虚生热也，故干姜炮用之。其入肺则利气，入肝则生血，其妙在此也。

产后大失血，阴血暴亡，必大发热，名曰阴虚发热。此阴字，正谓气血之阴，若以凉药正治必毙。正所谓证象白虎，误服白虎必死。此时偏不用四物汤，何也？有形之物，不能速化几希之气，急用独参汤，或当归补血汤，无形生出有形来，阳生阴长之妙，不可不知也。

---

① 三：宁抄本作"二"。

当归补血汤

黄芪炙，一两　　当归二钱，酒洗

空心服。

产后日晡发热转甚，非柴胡不能治，以八物汤加柴胡，或四物汤合小柴胡汤治之亦可。

产后咳嗽痰盛者，宜旋覆花汤治之；如血未尽，则先治血，后发散可也；或二四汤加消食药为善。

痰火怔忡嘈杂，宜茯苓半夏汤。

茯苓半夏汤

茯苓　半夏　黄连　黄芩　熟地　当归　川芎　香附　杏仁
瓜蒌　竹沥

产后食盐太早而咳嗽者，此症难治，不轻与药。

产后恶露上流肺经，咳嗽，与平人同治，以二母汤去参为妙。

二母汤

知母　贝母　茯苓　桃仁　人参　杏仁

产后嗽喘者，此乃危急之疾，若不嗽而独喘者尤甚，不宜与药；不得已，以二四汤加姜汁、红花、山楂、枳壳之类。

古曰：诸喘皆凶。若败血上熏于肺而喘者，名曰孤阳绝阴，此症难治，勉用夺命丹。方原缺。

若伤食感寒而喘急者，宜用五积散治之。若伤风寒痰喘者，旋覆花汤治之。

产后劳碌，发干咳嗽者，以二四汤加活血药治之。若恶露已尽，宜知母茯苓汤，或八物汤加黄柏、知母治之，或用鸡苏散。

鸡苏散

黄芪　生地　阿胶　川贝母　茅根　桔梗　麦冬　蒲黄　鸡
苏^{即薄荷}

产后哮喘，遇产而发者，宜以宁肺汤治之。

宁肺汤

杏仁　阿胶　半夏　细辛　甘草　陈皮　茯苓　苏子　桑皮
枳壳　生姜　乌梅　大枣

产后外感兼泻者，以五箇散加行血药。

产后血泻者，以胃苓汤加山楂、神曲、半夏治之；若腹痛拒
按者，加消食药；如有恶露，加活血药治之。

产后食泻者，宜养胃汤；如恶露不尽者，以五箇散加桃仁治
之。或用胃苓汤加桃仁、归尾、红花治之。若水泻者以平胃散加
香连治之。

产后暑泻者，以胃苓汤加香薷治之，如恶露未尽以桃仁、红
花治之。

产后寒泻者，宜五积散；如恶露已尽，用白芍，亦不必用活
血药也。若咳嗽者，姜、桂少用，即理中汤亦可。

产后伤食者，如恶露未尽，以四乌汤加消食药；若泻者，以
五箇治之；若恶露去多者，宜五苓散；若恶露去多而不泻者，宜
养胃汤治之。

产后冷热不调，上吐下泻，名曰霍乱，渴而饮水者，宜五
苓散；寒多不饮水者，以理中汤治之；霍乱吐泻，又宜藿香正
气散。

产后呕吐，如恶露未尽者，以二四汤加活血药。

产后疟疾，如恶露未尽者，以五积散加桃仁、红花、山楂、神曲治之；如已尽者，以养胃汤加消食药治之，盖疟虽不泻，然须预防脾胃为要，故用此剂也；如兼泻者，用之尤妙；热多寒少，以草果饮；寒多热少，以生熟饮、养胃汤治之；久而不已者，以七宝饮治之。

生熟饮

肉豆蔻　草果　厚朴　半夏　甘草　陈皮　大枣　生姜—半生用，一半湿纸裹煨熟用

和前药煎服。

七宝饮

青皮　陈皮　甘草　当归　厚朴　草果　槟榔

产后恶露未尽而痢，以胃苓汤加桃仁，虽日夜去百次，服之可验。如饱闷，加红花、当归，而滑肠者禁用，可服神曲、五箇亦可。

产后恶露尽而痢者，以胃苓汤加半夏、神曲治之。

产后不拘赤白痢者，以胃苓汤一方而可治也；虽有食积，多服几剂自愈。

产后冷热痢者，宜黄连阿胶丸。

黄连阿胶丸

黄连去须，三两　阿胶碎炒，一两　茯苓去皮，二两

上以黄连、茯苓为细末，水熬阿胶，搜丸如桐子大，每服三十丸，空心米饮送下。

产后痢疾，渴饮无度，宜用麦门冬、乌梅煎汤，或用冬瓜汁

亦可。

产后赤白痢者，宜服香连术苓散，又以四君子汤加黄芪、粟壳治之。

四君子汤

人参　白术　茯苓　甘草

产后气虚下痢，宜用当归芍药汤。

产后血痢，宜三黄熟艾汤。

三黄熟艾汤

黄连　黄柏　黄芩　艾叶　大枣

产后痢疾脉诀

产后痢疾，脉息须知；

细小者生，洪大不取；

欲绝附骨，无事断之；

产后须细，痢疾尤宜；

浮钩洪大，必死无疑。

产后下痢，宜用参粟散。

参粟散

人参　粟壳　白术　甘草　肉桂　当归　乌梅　苍术　枳壳诃子

产后感寒而腹痛者，以理中汤去人参以治之。

产后因受气而小腹胀痛者，以分气紫苏饮；如停食，加消食药治之。

紫苏饮

人参　芍药　大腹皮　紫苏　橘红　当归　甘草　川芎

产后败血攻心，而胃口痛甚者，宜延胡散。单胃口痛者，以养胃汤治之。

产后腰痛而下注两腹，痛如锥刺入骨者，败血未尽而停住经络也。肾虚者，以四物汤加黄柏，或五箇散治之。盖此药能除败血、去风湿也。如净后作痛者，以四物汤治之则愈矣。

若产后去血过多而腰痛者，至月外者，以补中益气汤及内补汤治之。

内补汤

地黄　当归　白芍　川芎　橘红　茯苓　白术　甘草

产后半边腰痛者，多因侧卧，以致败血流于一边故也，以四乌汤，或二四汤加红花、桃仁治之。若非血而痛者，只因受气而痛，以二四汤并补中益气去参，加活血药治之，如不嗽者，加香附治之。以上方俱见前。

产后皮肉痛者，此外感也，若恶露未尽，先服行血药，后服芎苏散；若血已尽，竟服芎苏饮，然此药乃发汗之剂，不可多服。

芎苏散

川芎　紫苏　枳壳　桔梗　干葛　前胡　甘草　橘红　木香
茯苓　生姜

产后骨痛者，若恶露未尽，宜五箇散治之；如故，以四乌汤、二四汤治之；如小腹痛者，加活血药；若恶露已尽，宜用增减柴胡汤治之。

产后遍身骨节疼痛，或因气滞，或因血凝，或感风寒，或初产血气未和，或蓐劳、血少，皆能作痛也，故腰背不能转侧，手足不能运动，身热头痛，俨如伤寒色样。若作伤寒治之，其变症不浅，宜五积加羌活，入醋煎，效，或韭白亦可。若蓐劳而筋骨不利者，用逍遥散以治之。

产后血气刺痛，小腹宿冷痃癖者，宜葱白散。

葱白散

葱白　官桂　三棱　蓬术　人参　熟地　当归　白芍　厚朴　神曲　青皮　木香　麦芽　干姜　茯苓　川芎　川楝子　小茴香

产后发呃，败血未尽而不行也，宜用行血药；如已净而呃者，多是受冻，宜顺气调胃为上，如紫苏饮之类。

产后呃逆不已，乃胃寒而气不顺也，宜丁香散治之；或单橘皮汤；或用桂心、姜汁，以火炙热，用手承擦摩背上。

丁香散

丁香　白蔻仁　伏龙肝

为细末，用吴茱萸汤调下，或桃仁汤亦可。

产后呕逆不已，以君陈丸治之。若腹痛胀满，呕逆不定，多因是食，宜丁香消食之剂；是痰者，宜旋覆花汤；是寒者，以理中汤加木香、青皮、半夏、陈皮治之。

君陈丸

人参　白术　茯苓　甘草　半夏　陈皮　藿香　砂仁

产后腹胀满不定，此由败血散于脾胃也。若脾受之，则不能运化精微而成腹胀；胃受之，则不能受纳五谷而生呕吐也，明矣，平胃散、安胃汤主之。

安胃汤

半夏　橘红　生姜　甘草　神曲　藿香

产后吞酸水者，宜七气汤。

七气汤

人参　桂心　半夏　甘草　生姜

产后腹胀，必利小水为主，若遍身胀者，宜木香流气饮治之。

木香流气饮

木香　甘草　陈皮　青皮　草果　丁皮　厚朴　藿香　木通　人参　槟榔　白芷　香附　官桂　蓬术　大腹皮　苏叶　麦冬　木瓜　白术　半夏　茯苓　菖蒲　生姜

产后沐浴太早，或感风湿而筋脉拘急、骨节疼痛者，以五积散加宣木瓜、吴茱萸煎服。

产后四肢浮肿而腹大者，此乃气食也，宜紫苏饮加消食药。若身热者，当防其有血也。盖产后浮肿多端，或胎前肿至产后者，或产后着风寒而肿者，或内伤生冷而肿满者，或因败血化水而肿满肠鸣者，或因血虚气滞而浮肿者，切不可专用导药，宜辨其虚实而治之。虽见虚，又不可便用重补，须治其气，气顺理其血，血活则气血和而病得效矣。然顺气之药，当以黑龙丹、黑神丸、五积散、紫苏饮调经之剂。

产后两足忽肿疼者，肿是湿而疼是热，恐成脚气而有患也，以当归定痛散治之。若红肿者，恐生毒疮，以皮之热与不热为辨也。

当归定痛散

人参　当归　葛根　黄芩　羌活　茵陈　知母　茯苓　猪苓　泽泻　苍术　甘草　防风　升麻

产后肚大筋青，小水多不利者，或食生冷，或瘀血停滞而带伤者，治以胃苓汤，起剂加桃仁、红花、杏仁、苏叶、赤芍、归尾，或五箇加桃仁、红花、赤芍、消食之剂，或紫苏饮加行血消食药尤妙，内加木香愈佳，总身有热者不忌也，盖木香亦能清热也。

产后因气，或得寒物，恶露凝住，腹胀如鼓而疼痛者，以四乌汤治之。凡胎前以分气饮，产后则服五箇。

产后耳忽聋、目忽昏者，血气不足也，宜十全大补汤。

产后目肿赤而痛者，以四物加生地、黄连治之。

产后吐血、嗽血、咯血，恐血气冲心，急用延胡汤治之。

产后鼻衄，宜紫苏饮入童便治之，或荆芥散入童便。

荆芥散

荆芥<small>用麻油少许，以灯草燃灯，烧荆芥焦色为末</small>

童便调服。

产后尿血者，以四物汤加凉血药治之，或八正散。

产后小便闭者，以四物汤去地黄，加入赤茯苓、木通、竹叶之类，或用五苓散去桂枝，加入木香、滑石治之；若甚者，以八正散治之。

产后小便不通，腹胀如鼓者，用炒盐加麝香少许，填平脐中，再以葱白一束，切片如指厚，安盐上，又以艾柱满葱饼，以火灸之，觉腹内有热时，小便即通。

产后大小便俱不通者，如恶露已净，以四物汤加黄芩、生地黄、木通、江西枳壳、黑山栀；如未尽者，以五箇散加桃仁、赤芍、归尾、红花治之。

产后大便闭者，宜玉烛散，或麻仁丸，或五仁丸，或四物汤加枳壳、青皮，或苏子、麻仁煮粥食之，并妙。

玉烛散

地黄　当归　白芍　川芎　大黄　枳实　厚朴

麻仁丸

人参　大黄　麻仁　枳壳
蜜丸酒服。

五仁丸

杏仁　麻仁　郁李仁　桃仁　松子仁
产后大便闭结而小便自利者，宜用无违散。

无违散

当归　白芍　麻仁　山楂　神曲　枳壳　青皮
产后内伤，大便利而小便闭者，宜用五苓加当归、赤芍、桃仁、茯苓，少许童便服之，不可用胃苓汤，以其有苓、术、厚朴，止血故也，血止、气亦止也。[①]

产后乳汁不通者有四：有气血盛壅闭者，有气血虚而不至

---

① 玉烛……止也：此135字宁抄本脱。

者，有初产风热相搏而无乳者，有累产无津而乳无者。若虚者补之，宜润乳散；气血壅闭者，疏通之，宜服漏芦汤；血气少而无乳者，以天花散治之，玉露散亦可，或用油木梳梳乳上，令下。

润乳散

猪蹄　鲫鱼　钟乳粉

煎服。

漏芦汤

漏芦　瓜蒌_{煅存性}　木通

为末，酒服。

天花散

天花粉　木通　陈皮　糯米　猪蹄　人参　白术　茯苓　炙草　熟地　当归　白芍　川芎

产后乳肿硬痛者，因儿呼吸不通，壅闭乳道，蓄积在内，遂成肿硬而疼也，名曰吹奶，宜瓜蒌散、皂角散治之。

瓜蒌散

瓜蒌根_{二两}　乳香_{一钱}

研为末，温酒下。

皂角散

皂角_{烧存性}　蛤粉_{生研}

为细末，热酒送下。

产后微发热恶寒，此气血俱虚也，宜用大补气血之剂，散表之药。左脉不足，补血之药，倍于补气之药；若右脉不足，则补气之药，多于补血之药；若兼痰者，各以其类治之。

产后阴脱，名曰产颓，宜用当归黄芪散治之。

当归黄芪散

黄芪　当归　白芍_{各二钱半}　升麻_{一钱}　人参_{三钱}

产后子肠不收者，宜补气血，以八物汤去熟地黄、茯苓，加升麻、防风，然必以酒黄芪为主。

产后阴肿烦疼，宜桃仁膏，或用四物加藁本、防风。

桃仁膏

枯矾末　桃仁

共研膏拌擦。

产后阴肿、阴痒者，此乃湿也，宜小治方。

小治方

荆芥　白芷　花椒　细辛　枯矾

煎汤熏洗，甚者不过三四次。

产后劳力①太过，至产则突出肿疼，名曰疝颓，用鳖头烧存性为末，搽上，忌登高举重；或将天麻子肉涂头顶心，如收时即刻去药；或以五倍子、白矾、枳壳、荆芥、蛇床子，煎汤熏洗，亦妙。

产后玉门不闭，此乃气虚不足也，以补中益气汤倍加升麻治之，或八物汤，或硫黄汤。

---

① 力：宁抄本作"血"。

硫黄汤

硫黄四两　吴茱萸　菟丝子各二两半

煎汤洗，自收。

产后瘀血流入腰膝走注，或右或左，痛如锥刺入骨中，不能举动，此败血流注经络。若大痛不已，必成痈疽。宜服荆防交泰散，即五积、败毒同剂。

产后虚烦，渴饮不止，短气眩晕，饮食无味者，宜竹叶汤加乌梅、干姜，或四物汤加门冬、五味、乌梅、花粉治之。

竹叶汤

生地　麦冬　五味　人参　竹叶　茯苓　黄芩　甘草　瓜蒌
浮麦　大枣

产后昏迷闷乱，口噤眼花，不省人事者，谓之血晕。此症不一：或去血过多而虚晕者，或下血少而冲上晕者，或痰火因虚泛上而晕者，或用力过多而作晕者，正是晕同而治法各异也。苟不谙练而误治之，夭人天年，于心何安？宜速将产妇扶起，用醋炭等法，或烧漆气，或醋洒口鼻、噀面，或韭汁盛瓶，以滚醋沃之，将瓶口冲产妇鼻，令醋气入内冲醒，然后审虚实而用药治之。盖韭能去心中滞血，又加醋气，连用无不效。倘或觅药不及，即烧秤锤，投入醋中熏之，切戒冷水喷灌，激住败血，多致不救。倘夏月，宜用烧砖如醋炭之法治之。

临产因收生妇误损尿脬，致成淋漓不禁，宜用参术膏治之。

参术膏

人参　白术　黄芪　茯苓　陈皮　甘草　川芎　当归　桃仁

先将猪、羊脬各一件，煎五六沸后，入前药，再煎，极饥时服之。

产后，前窍相连后窍，大小便易位而出者，名曰交肠，此因气不循故道，清浊混杂，宜五苓散合调气饮，加黄连、阿胶、木香、槟榔、桃仁、木通治之。若止小便出于大便者，以五苓散分利小水。

调气饮方

木香　丁香　檀香　白蔻仁　砂仁　藿香　甘草

产后血崩不止者，以芎劳汤加百草霜、侧柏汁、乌梅炭、飞盐等分，煎服。

产后阴颓脱下，玉门不闭，以石灰少许，烧熟，次煎防风、荆芥滚汤，置桶内，沃灰，急坐上，使气熏入阴户；待汤温，浸洗，候平复为度。

产后觉热、头疼者，不可便作伤风、伤寒治之。或蒸乳，或瘀血，或血虚，或伤食，或蓐劳，或风寒。若先乳旁胀痛，此乳汁将行也，宜玉露散治之；若腹中刺痛，此瘀血不尽也，以五积散治之；若去血过多者，以增减四物汤治之；若早起劳碌，名曰蓐劳，以增减柴胡汤，或茯苓汤、补中益气汤治之；若饱闷嗳气者，此乃饮食所伤也，以枳缩二陈汤治之。

产后小便频数，宜菟丝子丸。又猪腰子一只去膜，姜三片，枣二枚，煎服。

菟丝子丸

吴萸　白及　白蔹　茯苓　陈皮_{各一两}　细辛_{五钱}　桂心　五味　牛膝　厚朴　白附　人参　当归　乳香　没药　菟丝子_{各四}

两

　　壬子日合为丸。每服十五丸，经净后连二服。此方无不可者，男女皆可服。昔承相室三十九岁无子，服此丸后生九子。

　　产后气血虽虚，不可太补，宜当归散治之，即四物汤去地黄，加黄芩、白术也。

　　产后下血不止，以四物汤加生地、荆芥、粟壳炭治之。凡妇人有子饮乳，而经水三四年至者，不须服药，乳汁尽即下之为经事也。

　　凡妇人元脏受气虚弱，致令乏嗣，及生百病者，宜服济阴丹。凡一切癥瘕冷疼、白浊白淫、崩中带下，若不治则无子；然服此剂，宿血则去，新血则生，能令血和而受孕也。

济阴丹

　　木香　赤茯苓　京墨　秦艽　熟地　甘草　陈皮　石斛　桂心　干姜　细辛　丹皮　当归　牛膝　杜仲　白术　厚朴　苍术　大豆

　　蜜丸，每两作六丸，每服一丸，酒磨送下，将糯米粥补之。

　　凡妇人生理不顺，怕产者，宜服九龙丹则不娠，其故何也？此药能令脂膜生满子室，不受孕矣。如后要嗣而受孕者，以车前子为末，温酒服一钱，数服仍可以受孕，极善之法也。

九龙丹方

　　枸杞子二两　金樱子五两，煎膏　山楂子一两五钱　佛座须二两　芡实三两　莲肉四两　茯苓二两　川芎五钱　当归二两

　　为末，酒和丸，每服三五十丸，或酒、或盐汤送下。男子服之精涩体健，女子服之则不孕。

校注后记

⚛ 一、作者生平考证及成书

赵献可，字养葵，自号医巫（无）间子，鄞县人，约生活于明隆庆、万历年间。明万历四十一年（1613）进士浙江奉化人戴澳曾为赵氏作《题万竹烟云图为赵养葵寿》。《质疑录·张景岳传》记载"赵养葵，名献可，宁波人，与介宾同时，未尝相见，而议论往往有合者"。张介宾，字会卿，号景岳，考证其生卒年为1563至1640年，赵氏生活年代与张介宾相近，属同时代医家，可参。

赵氏好学博览，曾游历秦、晋等地，医学之外，于儒、道、释均有涉猎，尤善于易，对《易经》《太极图说》自有己见。明代薛己在继承李东垣脾胃学说的基础上，建立了以温养补虚为特色的学术体系。其后张介宾继承其学说，进而提出阳重于阴的观点，为温补学说奠定了理论基础。赵献可发挥了温补学派的命门说，他结合易理，认为命门在两肾中间，为无形的水中之火，命门为主宰先天之体，有流行后天之用，三焦相火禀命于命门，无形真水随相火周流全身，五脏六腑的生理功能均关系于命门，故命门为十二官之主、人身之主。其治尤重推求水火阴阳二气之盛衰，擅长运用六味丸、八味丸。赵氏著有《医贯》《邯郸遗稿》《内经抄》《素问注》《经络考》《正脉论》《二朱一例》等。除《医贯》《邯郸遗稿》行世外，其他多已散佚。事迹见于康熙二十三年《浙江通志·方技》、乾隆五十三年《鄞县志·艺术》等。其子赵贞观，字如葵，亦精于医，治病不问贵贱，不计利酬，有《绛雪丹书》《痘疹论》行于世，另有弟子高鼓峰、徐阳泰传其学。

《邯郸遗稿》为赵氏晚年所撰，具体成书年代不详。书名典自《史记·扁鹊仓公列传》"扁鹊……过邯郸，闻赵贵妇人，遂为带下医"，明确此书乃一妇科专著。书凡四卷，卷一论经候；卷二论血崩、带下、淋浊；卷三论妊娠、临蓐；卷四论产后。全书广引《内经》《金匮要略》《脉诀》等论，从生理、病理、诊断和治疗各方面阐发妇人经、带、胎、产诸病。

二、版本考证

《邯郸遗稿》版本流传甚少，清·萧壎《女科经纶》（1689）、清·杨乘六辑《医宗己任编》（1725）均见引用；日·丹波元胤《中国医籍考》（1819）载"赵氏献可《邯郸遗稿》，未见"。

经过广泛的实地调研，目前此书可见唯一刻本馆藏于苏州市中医医院，为清嘉庆元年（1796）灵兰阁刻本（四卷本），此外还有多个清抄本，如南京中医药大学清抄本（据清嘉庆元年灵兰阁刻本抄录，四卷本）、中国中医科学院清精抄本（仅存卷三）、上海中医药大学清巢念修抄本（三卷本）、上海中医药大学节抄本、浙江民间祝怀萱珍藏抄本（四卷本）、安徽中医药大学馆藏清抄本（三卷本）等。另据灵兰阁刻本吴叙可知，此刻本内容同样来源于抄本。由此推断《邯郸遗稿》成书后早期主要以抄本形式流传，而刻本刊行鲜见，在流传的过程中还出现抄本卷数的差异，有三卷本、四卷本之异。对比二者，四卷本较三卷本多"卷之四 产后"部分，产后篇之内容相较前三卷，篇幅较大，近乎占全书一半，且行文似与前三卷有异，故有学者对卷之四是否属于《邯郸遗稿》原书内容提出疑义。

此次整理以清嘉庆元年（1796）灵兰阁刻本，即四卷本为底本，暂不对三卷本、四卷本的哪个版本内容更接近《邯郸遗稿》原貌展开讨论。

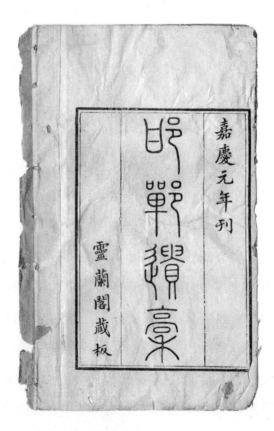

图1　苏州市中医医院清嘉庆元年（1796）灵兰阁刻本1

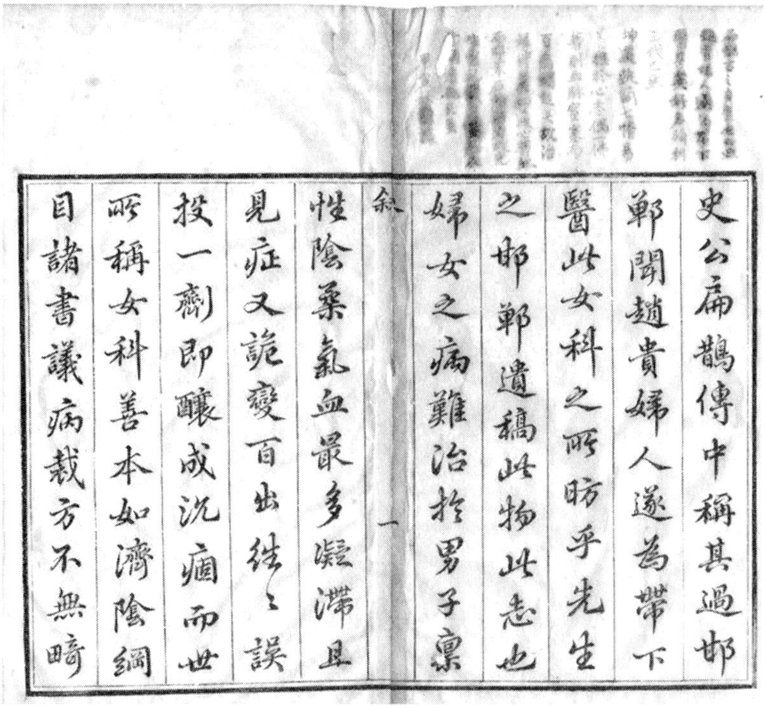

史公扁鵲傳中稱其過邯
鄲聞趙貴婦人遂為帶下
醫此女科之所昉乎先生
之邯鄲遺稿此物此志也
婦女之病難治於男子稟

叙　一

性陰柔氣血最多凝滯且
見症又詭變百出往往誤
投一劑即釀成沉痼而世
所稱女科善本如濟陰綱
目諸書議病裁方不無畸

图 2　苏州市中医医院清嘉庆元年（1796）灵兰阁刻本 2

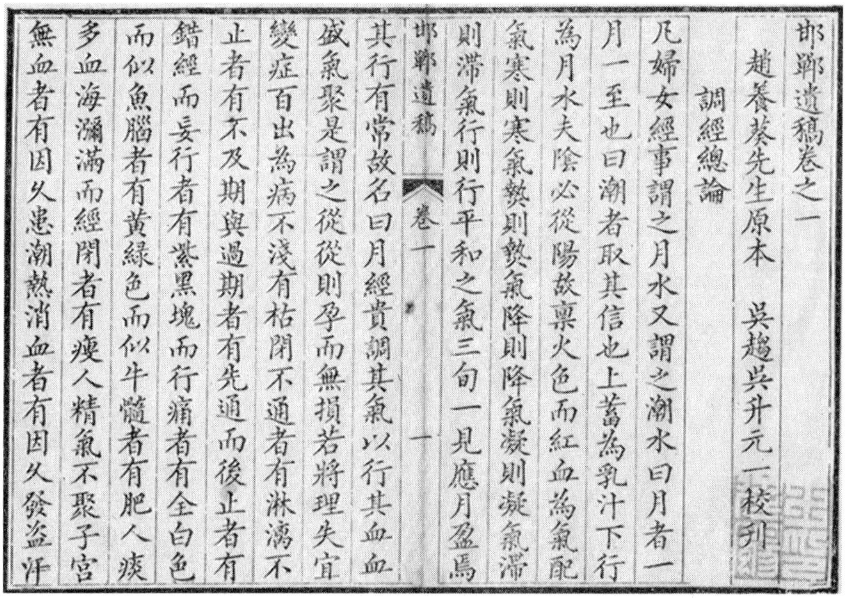

邯鄲遺稿卷之一
趙養葵先生原本　吳趨吳升元一校刊
調經總論
凡婦女經事謂之月水又謂之潮水曰月者一
月一至也曰潮者取其信也上蓄為乳汁下行
為月水夫陰必從陽故稟火色而紅血為氣配
氣寒則寒氣熱則熱氣降則降氣凝則凝氣滯
則滯氣行則行平和之氣三旬一見應月盈焉

邯鄲遺稿　卷一　一

其行有常故名曰月經貴調其氣以行其血血
盛氣聚是謂之從從則孕而無損若將理失宜
變症百出為病不淺有枯閉不通者有淋漓不
止者有不及期與過期者有先通而後止者有
錯經而妄行者有紫黑塊而行痛者有全白色
而似魚腦者有黃綠色而似牛髓者有肥人痰
多血海瀰滿而經閉者有瘦人精氣不聚子宮
無血者有因久患潮熱消血者有因久發盜汗

图 3　苏州市中医医院清嘉庆元年（1796）灵兰阁刻本 3

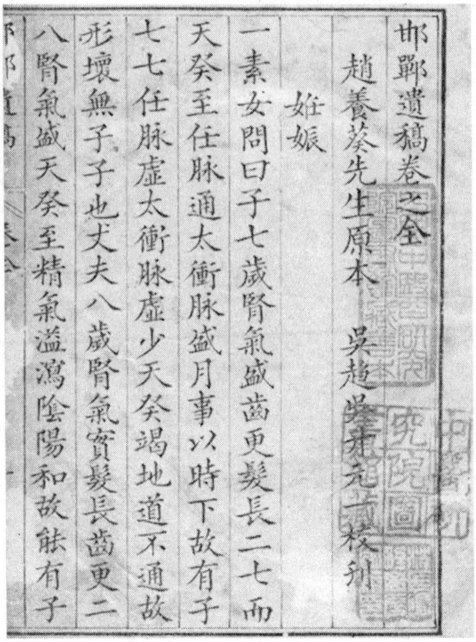

邯鄲遺稿卷之全

趙養葵先生原本　吳趙學孔元□校刊

　姙娠

一素女問曰子七歲腎氣盛齒更髮長二七而
天癸至任脈通太衝脈盛月事以時下故有子
七七任脈虛太衝脈虛少天癸竭地道不通故
形壞無子子也丈夫八歲腎氣實髮長齒更二
八腎氣盛天癸至精氣溢瀉陰陽和故能有子

图4　中国中医科学院清精抄本

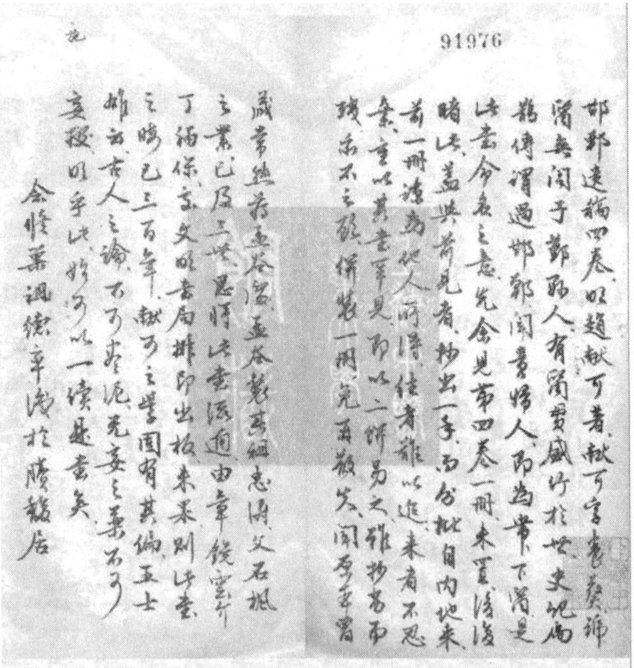

图5　上海中医药大学清巢念修抄本

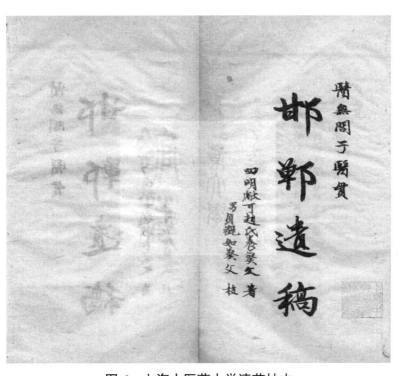

图6 上海中医药大学清节抄本

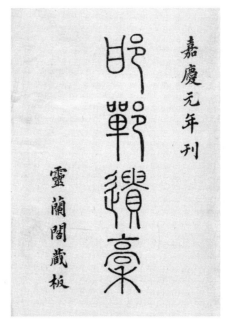

图7 南京中医药大学清抄本

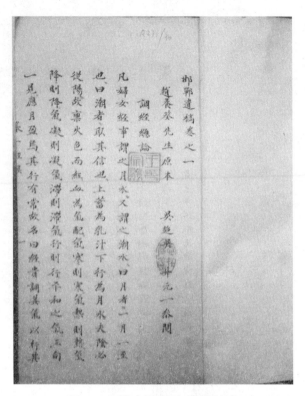

图8 安徽中医药大学清抄本

三、主要学术贡献及临证特色

1. 继承发扬《内经》理论

全书广引《素问》《灵枢》等原文，如《妊娠》篇曰："女子七岁，肾气盛，齿更发长；二七而天癸至，任脉通，太冲脉盛，月事以时下，故有子。""七七，任脉虚，太冲脉衰少，天癸竭，地道不通，故形坏而无子也。""丈夫八岁，肾气实，发长齿更；二八，肾气盛，天癸至，精气溢泻，阴阳和，故能有子。""八八，则齿发去……五脏皆衰，筋骨懈堕，天癸尽矣，故发鬓白，身体重，行步不正，而无子耳。"赵氏引用经典阐释女子和男子的生理、病理特点，为进一步阐述女子妊娠作理论铺垫。又如《经候》篇曰："冲脉起于胞中，出于气街，前行于胸，伏行于背，上出颃颡，渗灌诸阳，下入于足，注诸经，为十二经脉之海，其出入皆少阴经以行，故为血海。"赵氏宗《内经》冲脉血海理论，又进一步提出"冲任起于胞中，男于藏精，女子系胞，其间又恃一点命门之火为之主宰。火旺则红，火衰则淡，火太旺则紫，火太衰则白。所以，滋水更当养火，甚有干涸不通者，虽曰火盛之极，亦不宜以苦寒之药降火，只宜大补其水从天一之原……此调经之法类如此"。赵氏从冲任血海理论进一步衍生出命门学说，探讨了经色与命门之火的联系，确立了其"滋水更当养火"的调经总论，这是对经典理论继承发扬的典范。

2. 阐发运用命门学说

"命门"一词首见于《内经》"命门者，目也""太阳根于至阴，结于命门"，《内经》只描述了命门的位置，而未阐述其生理功能。至《难经》述"肾两者，非皆肾也，其左为肾，右者为命门"，确立右肾为命门的位置，且描述其功能为"命门者，诸神精之所舍，原气之所系也，男子以藏精，女子以系胞，故知肾有一也"。而后诸代多论述肾气，鲜有阐发命门者。直至明代孙一奎提出"夫二五之精，妙合而凝，男女未判，而先生二肾，如豆子果实，出土时两瓣分开，而中间所生之根蒂，内含一点真气，以为生生不息之机。命曰动气，又曰原气。禀于有生之初，从无而有。此原气者，即太极之本体也"，并阐述其功能为"赖此动气以为生生不息之根，有是动则生，无是动则呼吸绝而物化矣"。孙一奎结合易理阐述命门学说，将命门视为人之生机。

赵献可在其著作《医贯》中也对此命门的位置以及功能进行了详细阐发："命门即在两肾各一寸五分之间,当一身之中。《易》所谓一阳陷于二阴之中,《内经》曰七节之旁,中有小心是也。名曰命门,是为真君、真主,乃一身之太极,无形可见,两肾之中,是其安宅也。""命门无形之火,在两肾有形之中,为黄庭,故曰五脏之真,惟肾为根。""盖火为阳气之根,水为阴气之根,而水火之总根,两肾间动气是也。"在《邯郸遗稿》中赵氏进一步对命门学说进行阐发,并运用在妇人病的诊治中。如论述女子生理特点:"冲任起于胞中,男于藏精,女子系胞,其间又恃一点命门之火为之主宰。""脐带系于命门,儿将育时,两手动荡,使带脱落,然后得出。"在具体的治疗中,赵氏也十分重视运用此学说,如子悬的治疗"此命门火衰,胎在腹中寒冷,不得已上就心火之温暖,须理中汤,不应,八味丸作汤"。又如在安胎的治疗中,针对当时"黄芩、白术,安胎之圣药,此二味恐胎前必不可缺乎"的论断,赵氏提出"安胎先固两肾,使肾中和暖,始脾有生气,何必定以白术、黄芩为安胎耶!凡腹中有热胎不安,固用凉药;腹中有寒胎亦不安,必用温药,此常法也。殊不知两肾中具水火之原、冲任之根,胎元之所系,甚要,非白术、黄芩之所能安也"。这些都是赵氏阐发命门学说并将其运用于妇科病的实例,拓展了命门学说的内涵和外延。

3. 善用六味、八味补肾

赵献可阐发命门学说,在妇科病的治疗上同样重视命门,并确立了滋水养火的治则,尤擅长使用六味丸、八味丸,如在调经上,赵氏总结为"滋水更当养火,甚有干涸不通者,虽曰火盛之极，亦不宜以苦寒之药降火，只宜大补其水从天一之原。以养之使满，满则溢，万无有毒药可通之理！此调经之法类如此"。六味丸为滋养肾水的代表方，赵氏运用于治疗"经水如不及期而来者，有火也""带脉漏下，白为气虚，赤为有火""肾中无水，胎不安"等。八味丸为补养肾火的常用方，赵氏运用于治疗"肾中无火"之胎不安、胎冷"胎从心腹凑上者"以及"不得溺而腹胀者，名曰转胞"等症。赵氏还常用六味、八味配伍他方来治疗妇科疾病，如"调经当用杜仲、续断、阿胶、艾叶、当归、五味，出入于六味、八味汤中为捷径"，此外六味丸配逍遥散治疗肝郁肾虚之带下病，六味丸加柴胡、丹皮（滋肾清肝汤）治疗妊娠恶阻等。赵氏在妇科疾病上熟练运用六味、八味以补肾水、命火，作为其治疗经带胎产疾病的纲领，是赵氏命门学说临床运用的集中体现。

4. 一以贯之与辨证论治

赵献可《医贯》中言："故养生莫先于养火。医巫闾子曰，余所重先天之火者，非第火也，人之所以立命也，仙炼之为丹，释传之为灯，儒明之为德者，皆是物也，一以贯之也。"其重视肾水、命火的命门学说在此书中也一以贯之，故有清抄本径题此书为《医贯·邯郸遗稿》者。在此基础上，赵氏同样重视辨证论治，他将妇科各病证分为经候、血崩、带下、淋浊、妊娠、临蓐、产后七部分，分别予以阐述，每一部分又可细分。如经候门前有调经总论，后分为经闭、经水先期、经水过期、经水涩少、经水过多、经水不调、行经综合征等，妊娠门分胎前诸痛、恶阻、胎漏、子悬、子肿、子痫、子淋等，全书虽未条分缕析，分条论述，但辨证论治的原则仍可窥见。除六味、八味外，赵氏还习用二陈汤、四物汤、八珍散、逍遥散、四乌汤、五箇散、补中益气汤等，补气养血、活血化痰、疏肝理气等法均不偏颇。在《产后》篇开篇赵氏即言"丹溪云：当大补气血为主，虽有杂症，以末治之。又云：产后中风，切不可作中风治，用风药。然则产后不问诸症，悉宜大补气血乎？……虚而无他症者，合宜大补气血自愈；或因虚而感冒风寒者，补气血药带驱风之剂；或因脾虚而食伤太阴者，补气血加消导之剂；或因瘀血，恶露未尽而恶寒发热者，必先逐其瘀血，然后大补。"由此可见赵氏灵活运用辨证论治原则治疗产后诸病，有补有攻，未曾拘于一法一方。

索 引

八画

九画

《浙派中医丛书》总书目

原著系列

格致余论	规定药品考正·经验随录方
局方发挥	增订伪药条辨
本草衍义补遗	三因极一病证方论
丹溪先生金匮钩玄	察病指南
推求师意	读素问钞
金匮方论衍义	诊家枢要
温热经纬	本草纲目拾遗
随息居重订霍乱论	针灸资生经
王氏医案·王氏医案续编·王氏医案三编	针灸聚英
随息居饮食谱	针灸大成
时病论	灸法秘传
医家四要	宁坤秘笈
伤寒来苏全集	宋氏女科撮要
侣山堂类辩	产后编
伤寒论集注	树蕙编
本草乘雅半偈	医级
本草崇原	医林新论·恭寿堂诊集
医学真传	医林口谱六治秘书
医无闾子医贯	医灯续焰
邯郸遗稿	医学纲目
通俗伤寒论	

专题系列

丹溪学派	针灸学派
温病学派	乌镇医派
钱塘医派	宁波宋氏妇科
温补学派	姚梦兰中医内科
绍派伤寒	曲溪湾潘氏中医外科
永嘉医派	乐清瞿氏眼科
医经学派	富阳张氏骨科
本草学派	浙江何氏妇科
伤寒学派	

品牌系列

杨继洲针灸	王孟英
胡庆余堂	楼英中医药文化
方回春堂	朱丹溪中医药文化
浙八味	桐君传统中药文化